薄荷实验

Think As The Natives

THE CLINIC AND ELSEWHERE

ADDICTION, ADOLESCENTS,
AND THE AFTERLIFE OF THERAPY

诊所在别处

成瘾人类学和药物依赖下的青少年

Todd Meyers

〔美〕托德·迈耶斯 著 姚雨萌 译

华东师范大学出版社

· 上海 ·

The Clinic and Elsewhere: Addiction, Adolescents, and the Afterlife of Therapy
By Todd Meyers
© 2013 by the University of Washington Press.
Simplified Chinese translation copyright © East China Normal University Press Ltd., 2024.
Licensed by the University of Washington Press, Washington, U. S. A.
All Rights Reserved.

上海市版权局著作权合同登记 图字：09-2017-611 号

图书在版编目（CIP）数据

诊所在别处 /（美）托德·迈耶斯著；姚雨萌译.
—上海：华东师范大学出版社，2023
ISBN 978-7-5760-4577-2

Ⅰ.①诊⋯ Ⅱ.①托⋯ ②姚⋯ Ⅲ.①精神疗法
Ⅳ.① R493

中国国家版本馆 CIP 数据核字（2024）第 007066 号

诊所在别处

著　　者	〔美〕托德·迈耶斯
译　　者	姚雨萌
责任编辑	顾晓清
审读编辑	赵万芬
责任校对	姜　峰　时东明
装帧设计	周伟伟
出版发行	华东师范大学出版社
社　　址	上海市中山北路 3663 号　邮编　200062
客服电话	021－62865537
网　　店	http://hdsdcbs.tmall.com/
印 刷 者	苏州工业园区美柯乐制版印务有限责任公司
开　　本	787×1092　32 开
印　　张	7.75
版面字数	116 千字
版　　次	2024 年 5 月第 1 版
印　　次	2024 年 5 月第 1 次
书　　号	ISBN 978-7-5760-4577-2
定　　价	55.00 元
出 版 人	王　焰

（如发现本版图书有印订质量问题，请寄回本社市场部调换或电话 021-62865537 联系）

献给范妮·古铁雷斯－迈耶斯

目 录

导　言   1

"反正还是得吃这些乱七八糟的药，"塞德里克垂头丧气地说，"我可不像真要离开的样子啊。"

第一章　旧物新用   25

"恰恰相反，这药带给人们希望，我们知道它有效。"这个医生抢过话头厉声说道，他恼火的语气让我知道我们聊崩了。

第二章　清修生活   51

我不知道。你根本不会考虑到症状是"少"还是"多"，你只是感觉到了什么，你甚至不相信"没事，会变好的"。

致　谢

　　我来到了一个意想不到的地方，蓦然回首才发现，其实我沿着不同的路走到这里，一路上有很多人在我身边低语，为我指明方向。这些善良的人包括卡尔曼·阿普尔鲍姆（Kalman Applbaum）、朱利安·邦洪姆（Julien Bonhomme）、让－弗朗索瓦·布劳恩施泰因（Jean-François Braunstein）、埃德·伯恩斯（Ed Burns）、杰瑞米·格林（Jeremy Greene）、艾琳·科赫（Erin Koch）、纪尧姆·勒·布兰克（Guillaume Le Blanc）、席琳·勒弗夫（Céline Lefève）、安妮特·雷冰（Annette Leibing）、安妮·洛威尔（Anne Lovell）、贝基·马斯兰德（Beckie Marsland）、玛丽亚·穆勒（Maria Muhle）和保罗·拉比诺（Paul Rabinow）。与罗伯特·德斯加莱斯（Robert Desjarlais）的对话不断启迪我的思想，对他在过去几年中在智识上的慷慨分享，我感激不尽。在约翰斯·霍普金斯大学读书期间，我从阿比盖尔·贝姆-兰斯（Abigail Baim-Lance）、托马斯·考辛斯（Thomas Cousins）、珍妮弗·库尔伯特（Jennifer Culbert）、亨特·德弗里斯（Hent de Vries）、克拉拉·韩（Clara Han）、露丝·莱伊斯（Ruth Leys）、尼娜·玛哈德夫（Neena Mahadev）、西达森·莫纳古鲁（Sidharthan Maunaguru）、萨梅娜·穆拉（Sameena Mulla）、罗斯·帕森斯（Ross Parsons）、西尔万·佩迪贡（Sylvain Perdigon）、林赛·雷诺兹（Lindsey Reynolds）和伊萨亚斯·罗哈斯-佩雷斯（Isaias Rojas-Perez）的鼓励中受益良多。我对维娜·达斯（Veena Das）怀有深深的谢意，她在我研究的紧要关头帮了我很多，促进想法的最终成形。

我有幸在韦恩州立大学遇见一群热情洋溢又充满活力的同事，在此我要特别感谢雪莉·布里勒（Sherri Briller）、马克·鲁伯斯基（Mark Luborsky）和安德里亚·桑卡（Andrea Sankar）对我的支持。范妮·古铁雷斯-迈耶斯（Fanny Gutiérrez-Meyers）每天都激发着我的灵感。理查德·巴克斯特伦（Richard Baxstrom）和史蒂芬诺斯·杰洛拉诺斯（Stefanos Geroulanos）在合作、谋篇布局以及对谈方面都为我提供了非比寻常的帮助。在诊所里，菲利普·克莱姆迈（Philip Clemmey）和盖萨·苏布拉马尼姆（Geetha Subramaniam）为我打开了许多方便之门，甚至包括那些我逡巡不敢进出之处。在写作的初期，彼得·奎因（Peter Quinn）和吉莉安·斯图尔特·奎因（Gillian Stewart Quinn）分享了自己的住处给我，使我能够安心写作。

在法国写作和工作的岁月让我受益匪浅。在帕斯卡尔·努维尔（Pascal Nouvel）和多米尼克·勒库特（Dominique Lecourt）的邀请下，我得以在巴黎的乔治·康吉莱姆中心展示了其中一个章节的早期版本。弗朗索瓦·德拉波特（François Delaporte）和桑德拉·洛吉耶（Sandra Laugier）为我在亚眠的皮卡第儒勒－凡尔纳大学期间的发展提供了很多机会。得益于伊莎贝拉·巴斯赞格（Isabelle Baszanger）的安排，我在维勒瑞夫的医学、科学与社会健康研究中心（CERMES）安心写作了一段时间。我衷心感谢莫里斯·卡西尔（Maurice Cassier）、让－保罗·高迪利耶尔（Jean-Paul Gaudillière）、伊拉娜·洛威（Ilana Löwy）和克里斯蒂安·辛丁（Christiane Sinding）的慷慨款待。在另一种语言环境里晕头转向，反倒更能让我推敲单词的意思了。

2009 年，尤金·莱克尔（Eugene Raikhel）、威廉·加里奥特（William Garriott）和桑德拉·海德（Sandra Hyde）在麦吉尔大学组织了"成瘾人类学"研讨会。在会上，南希·坎贝尔（Nancy Campbell）、萨默森·卡尔（Summerson Carr）、安吉拉·加西亚（Angela Garcia）、海伦娜·汉森（Helena Hansen）、芭芭拉·科尼希（Barbara Koenig）、丹尼尔·伦德（Daniel Lende）、斯蒂芬妮·劳埃德（Stephanie Lloyd）、道恩·摩尔（Dawn Moore）、迈克尔·奥尔达尼（Michael Oldani）和托比亚斯·里斯（Tobias Rees）提供了诸多见解，让我受益匪浅。一些章节的逐步完善也受益于在各式研讨会和讲座，诸如爱丁堡大学社会人类学系、社会科学高级研究学院（EHESS）、密歇根大学药物滥用研究中心、威斯康星大学密尔沃基分校、国际哲学学院、波尔多三大，以及蒙特利尔大学的"作为社会对象的医学"（MéOS）研究小组中的展现。感谢以上这些地方中每一位参与者的投入。还要感谢杰奎琳·艾丁格（Jacqueline Ettinger）、蒂姆·齐默尔曼（Tim Zimmerman）、菲利普·瑟尔特（Phillip Thurtle）和罗伯·米切尔（Rob Mitchell）在编辑方面的独到见解和大力支持。

　　我有很多位导师。乔纳森·埃伦（Jonathan Ellen）十多年来一直鞭策我前行。在与她熟识的过程中，帕梅拉·雷诺兹（Pamela Reynolds）温和且清晰地指导了我的学业。鲍拉·马拉蒂（Paola Marrati）的求知欲一直感染着我。与洛里·伦纳德（Lori Leonard）的交谈不断重建着我对工作和思考的热情。最后，多年来哈里·马克斯（Harry Marks）低调的善意，我一直铭记于心，感激之情溢于言表。

　　为了展开这项研究，我获得了多种多样的经济支持。美国国家卫生研究院的露丝·L.基尔施泰因（Ruth L. Kirschstein）奖学金（2006—2009）为研究提供了主要的支持。在约翰斯·霍普金斯大学，我获得了院长奖学金（2007）和J.布莱恩·基（J. Brian Key）夏季研究奖学金（2005），以及妇女、性别与性研究计划的夏季研究津贴（2002）。在研究期间，我还得到了人类学系和克里格艺术与科学学院院长办公室的大力支持。在安德鲁·梅隆基金会人口研究计划（2003—2004）的资助下，我在人口与家庭健康科学系的布隆博格公共卫生学院度过了一年。最后，我获得了美国国家科学基金会科学与社会研究项目（2006—2007）的博士论文奖，这使我得以进行档案研究，要是没有它的话，我不知道这项研究还能否进行下去。

　　研究得以进行，毋庸置疑，在很大程度上要归功于后文中的个人和家庭可以对我敞开心扉，推心置腹，说到底还是一句感谢。但在感谢之余，我要提醒读者的是，作者本人对提供的材料全权负责，这不只是简单的约定而已。

　　第四章的另一版本"一些变得不合理的方法：诊所内外的药物治疗"（A Few Ways to Become Unreasonable: Pharmacotherapy Inside and Outside the Clinic），收录于尤金·莱克尔和威廉·加里奥特主编的《成瘾轨迹》（Addiction Trajectories）一书中。第五章的一部分用法语以"患者作为思想类别"（Le patient comme catégorie de pensée）为题，刊登在《法哲学档案》（Archives de philosophie）上。第六章的一小部分以"消失了的凯文"（Kevin Is Nowhere）为题，刊登在由理查德·巴克斯特伦（Richard Baxstrom）和我主编的《人类学通论》（Anthropologies）中。

中文版序

　　十多年前，我开始关注一群滥用阿片类药物的青少年，那时候很难想象今天阿片类药物滥用的危机在美国有多么严重。作为一名医学人类学家，我追踪了12名青少年的生活，看着他们在治疗中心和少管所进进出出，然后再搬到他们称之为"家"的各种地方。许多人在住院治疗中有所好转，可一旦离开就又被打回原形了。他们在这个无法决定他们是吸毒者还是病人的医疗系统中挣扎、对抗。世界对他们有所要求，他们对此却无能为力，或许从一开始就不应该要求他们去满足这些所谓的要求。

　　我追踪的这些青少年，模糊了病人与成瘾者之间的二元对立，又处于从儿童到成人的转型期。因此，我发现无法对他们的成瘾经历进行概括，即使有三年详细的民族志研究作为证据，我仍在努力捕捉这些经历中的特征和复杂性。

　　我追踪的每个年轻人都曾接受过药物治疗，即一种含有丁丙诺啡和纳洛酮的复方药（舒倍生），这药在当时还是个新鲜事物。我很好奇被这种药物牵扯的生活是什么样的，包括那些青少年的生活。我一直关注着他们，直到他们长大成人，直到他们离开人世或远走他乡，或者直到他们厌倦了与我交谈。

　　在接下来的文章中，我无意直接将中美两国在成瘾与治疗上的问题联系起来。每个国家都有其治疗政策，而且两国都围绕着有关毒品使用和滥用的问题，努力在医疗和法律之间周旋。我认识到这些年轻人的经历有其独特性，但其涉及的成瘾问题具有普遍性。他们虽然还是孩子，但阿片类药物业已闯入他们的童年。从那时起，我花了多年时间，追寻他们出人意料的成长道路。

　　我在治疗中心里进行调研，同时也在家中做研究，但大多数情况下我是在"别处"开展我的工作的。"别处"不在寻常视野之中，而存在于临床医生、政策制定者和有关公众的想象中——青少年成瘾者的故事也大多在这里展开。

　　在过去的几年中，成年阿片类药物依赖者的群体中又多了父母、兄弟姐妹、同事和邻居等角色，术后疼痛、受伤或经济剧变都可能让他们对药物产生依赖。如果说美国成年成瘾者的形象更加多元且鲜明，那么随着人们同理心与责任感的提升，我们期待青少年药物成瘾者的形象多少也会发生些变化，然而无论是郊区家庭里从药箱偷止痛药的青少年，还是城市角落里海洛因成瘾的青少年，一样都保留着青少年阿片类药物使用者身上那种浅薄又顽劣的形象特征。

十年前，这群青少年的经历让我无法将他们简单地归类为瘾君子和病人；十年后的今天，这种感觉依然存在。我常常想起他们，想知道他们怎么看待人们对阿片类药物危机关注的激增，也想知道这些药物制造商围绕着减少伤害和经济补偿的言论对他们而言意味着什么，我不知道他们能否从我的故事中认出自己。也许是时候为青少年成瘾者树立一个新的形象了——认识到与阿片类药物依赖相伴的青春就像青春本身一样参差多态。

梅达德[†]

2019 年 9 月于上海

[†]　编者注：梅达德是作者托德·迈耶斯的昵称。

导　言

　　心灵的健康。——有一个广受欢迎的、具有医学疗效的道德公式（其倡议者是希俄斯的阿里斯顿）："德性就是心灵健康"——为了变成可用的，这个公式至少得略加改动，表述为"你的德性是你的心灵的健康"。因为健康本身是不存在的，以此方式来界定某个事物的所有尝试，都遭到了可悲的失败。为了确定什么东西对于你的身体来说是健康的，关键在于你的目标、你的视野、你的力量、你的动力、你的谬误，尤其是你心灵的理想和幻象。因此有无数种身体健康；而且，人们越多地忘掉了关于"人人平等"的信条，则关于一种正常健康的概念（与正常的饮食、正常的疾病过程一道）也必定越多地被我们的医生所摒弃。进而或许才到时候了，我们可以来思索心灵的健康和疾病，并且把每个人特有的德性置入其健康之中：诚然，在某个人那里看起来或许是健康，在另一个人那里可能是健康的对立面。最后依然有一大问题：我们是否能够少得了疾病，甚至是为了发展我们的德性？尤其是，我们对于认识和自我认识的渴望是否需要健康的心灵，也同样需要患病的心灵？简而言之，追求健康的唯一意志是不是一种偏见，一种胆怯，也许是一种极精细的野蛮和落后？

——弗里德里希·尼采《快乐的科学》（1882）*

走进治疗中心的接待区，阳光透过窗户洒进来，门窗上的每一个斑点都映出黄色光晕，连油毡地板看起来都好像由内透出光亮，我们便沐浴在阳光中。

塞德里克伸出三根手指撑在接待处的桌子上，另一只手紧紧攥着背包和几个塑料袋，袋子里装着鞋子、一些像是讲义的东西，还有洗漱用品。"好困啊。"他说道。我和他在大厅里候着，社工和塞德里克的母亲在不远处讨论会面安排，交接材料，签署各种文件，语气始终平静而严肃。塞德里克说

---

* 弗里德里希·尼采：《快乐的科学》，孙周兴译，上海人民出版社，2022，第 180 页。

得没错，温暖的阳光伴随困意一同袭来，让人沉醉于暖洋洋的惬意之中，虽然离他们只有一两米远，但是我也不想去听讨论的细节。塞德里克和我就这样彼此挨着，静静地站在一起，半闭着眼睛。

忽然，一辆白色面包车开到了人行道旁，停在了离入口下方一两米远的楼梯处。一群刚刚结束"一日游"回来的青年男女从我们身边走过，瞬间掀起一阵凉风，凉风中裹挟着树叶腐烂的气息。我望着走进楼梯间接受治疗的那群人，问塞德里克："用不着再做这些事了，感觉好些吧？""不知道，"他回答我说，"反正我还是得吃这些乱七八糟的药。"塞德里克垂头丧气地说："我可不像真要离开的样子啊。"

诊所内外

2005 年 7 月到 2008 年 5 月，我在马里兰州巴尔的摩市的一家治疗中心，围绕阿片类药物成瘾的青少年展开民族志调查[1]。调查从他们进入治疗中心开始，包括他们离开治疗中心，回到各自生活的社区、家庭以及出入于各种临床或非临床机构，有时还会再度回到治疗中心，毕竟回炉再造也不是什么新鲜事了。

这群青少年的背景可谓大相径庭。不仅经济状况和个人背景各不相同，就是吸毒成瘾的过程也各有各的特点，至于最终驱使他们前来接受治疗的心路历程更是千差万别。尽管如此，其中也有个共同点：他们都曾参加过临床试验，或者目前正在接受一种相对较新的阿片成瘾的药物替代治疗：丁丙诺啡（buprenorphine）[2]。我的研究主要关注丁丙诺啡的药物治疗，具体而言是舒倍生（Suboxone，含有丁丙诺啡和纳洛酮的复方药）和速百腾（Subutex，丁丙诺啡）这两种药。与美沙酮的药理作用类似，舒倍生和速百腾可以模拟出与海洛因等毒品类似的神经化学效应，但能够更方便、更安全地控制剂量。（希望）通过一段时间的治疗，可以让人摆脱药物依赖。经过长期的民族志调查以及临床医学内外的观察，我想要描绘出药物调节的经验模式，以期更好地理解在成瘾与治疗相互形塑下的青少年。

回顾过去几十年，无论是从流行病学角度，还是通过与用药相关的个人理由来看，[3] 药物使用合法（licit）与否的界限都在日渐模糊。其中自行用药、滥用处方药和分享处方等特征都需要进一步的解释说明。从下文中可以看出，我们其实没法一直在体制机构中（法律上和临床上）找到这些青少年，这与青少年吸毒、药物滥用经历都大同小异的假设相去甚远。⁴同样，也没有一种"模式"能让人充分理解治疗经历。我调查的青少年有的住在郊区，有的住在城市。虽不是所有人的生活都不安多变，但也大抵如此；虽不是所有人的父母或监护人都有吸毒史，但也有不少确实如此。我认识他们的时候，很少有人能熬过脱瘾后的恢复期，这群青少年偶尔也有严重的药物滥用情况，但对我来说往往是耳闻多于眼见。同时，这篇民族志也记录了我如何应对田野工作中的暗面（shadow）以及调查对象消失（disappearance）的事实，因为身体（body）并不是始终存在的（严格说来，是指当下以血肉之躯存在的），也不是始终可以接触到的。最终，我们会遇到许多不同的身体：治疗性的身体、实验性的身体、不存在的身体、危险的身体、习惯性的身体、医学改变的身体、顽抗的身体、恢复的身体——在两个案例中，甚至涉及死去的身体。⁵

我花了近三年的时间追踪（Follow）12 个青少年。⁶其实，说"追踪"有些夸张了，我只是一有空便联系他们中的三四个。追踪，必然包括和家庭成员、朋友、假释官、临床医生和社会工作者谈话，但谈话时，调查对象通常都不在场。同样，谣言的收集也成了一种追踪形式。⁷在治疗中心里，青少年之间、工作人员和护士之间相互交换小道消息；而回到家中，朋友和家人之间也互通传闻。追踪包括记录临床医生的工作和从病人消失后所留下的材料中寻找蛛丝马迹——用罗姆·查泰吉（Roma Chatterji）的话来说，这是"文件中的自我"。[8] 追踪还包括与这些青少年交往中的一切好与坏的瞬间。因此，研究方法中有频繁往来的电联、不请自来的拜访、阴差阳错的遗憾、不期而遇的巧合，以及习以为常的失望。我在研究中用了两个术语——"消耗"（attrition）和"失访"（loss to follow-up），虽然在人文学科的研究中大家耳熟能详，但在生活经验里却毫无立足之地。

疗效（Efficacy）和有效性（Effectiveness）[9]

当现有的止痛药——丁丙诺啡——可用于治疗阿片类药物依赖时，标志着规范药物依赖治疗的公共政策发生了巨大变化，并为治疗药物滥用相关的疑难杂症开辟了新的临床可能性。[10] 然而，一旦药物获批，人们就将早期临床试验的疗效检验标准抛诸脑后了，转而关心起治疗的长期临床有效性。其实，临床试验中提出的问题有很大的局限性，一般来说都是就事论事。换句话说，在随机对照试验的背景下，研究的持续时间有限，而且评价疗效也有特定标准。[11] 然而，特别是对生活在严密监测环境之外的人而言，临床试验期间的疗效和之后生活里的临床有效性之间仍旧存在一定的张力。[12]

问题的关键在于，临床试验的方法是直接的：在一定的时间条件下，进行的试验（药物或行为干预）是否能回答所提出的问题。当然，并不是每一个研究的问题都可以通过一次或多次的临床试验来回答，就像没有一种药物是解锁毒瘾的万能钥匙一样。毒瘾的性质是循环往复且相伴一生的，随之而来的一种或一系列的行为问题，一点也不比身体上的化学反应少。即便不再滥用药物，他们以后也要面对严重的道德以及社会影响的问题。[13] 就丁丙诺啡而言，药物治疗的临床试验预期结果很直接：减轻与戒断症状相关的不适，减少对其他阿片类药物的渴求，并最终随着时间的推移减少替代剂量。但是，病人及其家人对治疗还抱有其他期望（要求）。在研究和临床实践之间，成功的定义本就不尽相同，更何况临床医学内外行动者之间的差异，更是加剧了这种不同。

就我追踪的两个青少年——塞德里克和梅根——而言，他们对治疗体系的忠诚使他们可以接受（至少在他们心中可以接受）以"康复"或"努力戒毒"为名使用其他非法药物。对与我共事的医牛来说，能让青少年每周按时回来接受门诊治疗，无论他们处于何种状态，就是一定程度的成功，仅仅是本人到场，已经是衡量治疗进展的方式了。在我追踪的每一个案例中——在家庭和临床医学之间——人们用不同的证据，通过临床推理的形式来判断治疗的成功与否，这些临床推理有时与个人的治疗经验一致，有时则完全相反。

综上所述，需要明确这本书的目的既不是质疑临床试验中的证据标准，也不是宣称从现有的丁丙诺啡疗效研究中得出的结论是错误的。我的目标是从问题结束的地方开始——特别是在临床医学和社会的边界变得模糊不清的时候，去研究个体在治疗经历中遇到的其他问题。

丁丙诺啡的历史

治疗中心或是其他机构并不是唯一的研究地点，档案是另一个研究地点。[14] 通过探索药物在获批过程中矛盾频出的经历，我试图将丁丙诺啡的历史构建为现在的历史（a history of present）。[15] 此外，我对在巴尔的摩市拥有丁丙诺啡处方权的医生进行了大规模的电话调查，以便让档案中呈现的形象更加立体。

地方媒体和国家媒体都对丁丙诺啡的局限、益处和危害进行了不少公开讨论，我们很难对此视而不见，我之所以像做科学研究一样认真书写丁丙诺啡的历史，在很大程度上是因为公众的讨论直接影响了人们如何理解与解释这种新的药物疗法。我尽量不把丁丙诺啡的制度史与其意外的社会政治结果强行联系在一起，因为这样的叙述不能恰当地串联起丁丙诺啡在临床上受到认可的故事。因此，我转而将这些线索编入药物治疗的发展历程中，并解释其中的交集和"后世"（afterlife）。

乍看之下，人们如何接受丁丙诺啡的叙事似乎没有什么问题。然而，对于这样一个为公众健康而研发药物的老套故事，在细节方面还是需要细心斟酌。无论出于何种原因，关于公共健康问题的故事以及为解决这些问题而开展的活动都鼓励人们大胆追溯并得出结论，而许多推动医学进步的前瞻性报告往往只是通过回顾性假设来赋予一些虚假的意义，同时又用看似中立的语气复述出来。[16] 下文中的几页陈述虽然还不能给出强有力的结论，但与其说问题在于用幻想代替事实，不如说是回顾性的讲述方式限制了事实的条件。我在这本书里提了一些非常简单的问题：如果丁丙诺啡的历史从其成功的结果开始，那么成功的标准是什么？是谁定义的？这么做的目的又是什么?

　　我想将书中的故事娓娓道来，却常常陷入药物研发的复杂细节中，更糟的是，会让人们以为我如此关心青少年生活中的曲折，只是出于人类学对于疾痛体验的笼统关注。我关心疾痛体验，更确切地说，我关心药物是如何在这种体验中斡旋的——但接下来的几页内容远不止这一点。本书描写了在持有不同期望的行动者之间确定药物干预到底是成功还是失败有多么困难；也写了临床推理在临床环境之外，也就是我们所说的社会环境中的惊人延伸；最后，这本书还写了随着时间的推移，疗愈如何与个人生活相契合。接下来几页的内容都将由此展开，将发生在诊所内外的治疗历程编入网中。

　　考虑到这一点，我想在我的民族志的序言中简要回顾一下治愈（cure）和疗愈（healing）之间的张力。虽说是老生常谈，但这依然是我对药物治疗阿片类依赖研究的核心，并在科学研究、临床实践和青少年的个人经历中指引我理解治疗学的潜力与局限。[17] 在某种程度上，我们可以把这本书看作关于治疗人类学和通过药物干预管理生命的一篇长文。

治疗人类学

1978 年，著名的医学哲学家乔治·康吉莱姆（Georges Canguilhem）为精神分析评论写了一篇短文，题目是"疗愈教育可行吗？"。这篇短文的核心是病人对疗愈抱有的希望和医学疗效的局限之间的矛盾，[18]康吉莱姆的论点可以简单地总结为：在医学的诸多考量中，疗愈是最不需要考虑的一个。这样的说法起初可能会让人产生误解，如果疗愈不是医学的主要目的，如果它没有占据医学思想和实践的中心，那什么才是？康吉莱姆做了一个重要且必要的区分：疗愈从根本上来说是主观的、个人的，从词源上看，有保护和安全的意思，也有捍卫之意。[19]而另一方面，治愈则体现了依附于外部条件来验证的、内部变化的形式；治愈是内在变化的成功，可以通过统计或其他方式从外部加以证实。简而言之，治愈是一种回归，而疗愈则面向全新的、不熟悉或未知的事物，它不会恢复先前的秩序，也不会回到旧有的规范里。[20]正如康吉莱姆所说，疗愈是在体内建立新规范的过程，也是建立身体新规范的过程。[21]我试图通过以下几页民族志描述来阐明这一区别。

疗愈的希望和治愈的定义，暴露了某些与治疗有关的思维习惯。即使在病人期望落空的情况下（医疗实践未能治愈或未能重建秩序），不知何故，无法治愈未必会让病人怀疑医疗的能力。[22] 康吉莱姆引用了内科医生勒内·勒里什（René Leriche）的话："近来疾病理论中的一个重要议题就是，病人无法真实判断自己的病况。"[23] 如果在诊所待久了，就常常会听到有人说，病人老是不配合治疗。即便这种说法出于无奈，人们也不该误以为是医务人员将其视为儿戏，抑或是已经黔驴技穷。我很认真地对待这些说法，不是因为它们触碰了我敏感的神经，而是因为它们试图将正式的临床医学观点与照护的现实结合起来（而不仅是东拉西扯），并揭示了人们对治疗范围的想象。[24] 最终与我成为密友的一位临床医生经常提醒我，"青少年即使不嗑药也很棘手，我们得牢记这一点"。对临床医务人员来说，让病人——青少年——听从指挥可不是一件容易的事。"棘手"在治疗中心的护理概念中却以某种方式发挥了作用，它的含义介于依从性和行为不当之间，当病人因为没有按要求行事而惹了麻烦时，这个词就留下了一定的讨论余地。术语的控制不仅仅是医生传达权威的方式，还是基于临床医学的治疗学、哲学和目的论的基础。[25]

　　在我看来，现在有两个密切相关的问题。第一个问题关于言说的对象。人们可以通过临床医学所使用的言语形式和诉诸的对象来理解治疗。随着时间的推移，人们越发清楚临床医学上的治疗话语是如何将通俗与专业融为一体的，描述治疗中青少年的话语就保留了这种双重性。他们"身体还行"或"身体不好"，"感觉好些"或"感觉更差"，"走上坡路"或"走下坡路"，"好得足以"出去或"糟得继续"待着。相反，"治愈"和"疗愈"却很少一下子出现在临床使用的词汇中，其含义总是隐藏在其他术语后面。事实上，正是在这两种语言风格——专业的和通俗的——之间暗含着将疗愈与治愈混为一谈的风险。如果病人在某种程度上既是医疗工作的对象又是言说的对象（对话以及谈论的对象），那么从严格的经验（民族志？）意义上说，对"希望什么"和"做了什么"两种话语分隔视而不见其实是有问题的。从实际操作上说，我要追踪这些特定的接触的时刻或分开的瞬间（将病人与治疗彻底分开，而不仅仅是修辞上的分离），以便对比观察人们如何想象治疗，又如何在实际情况中操作。人类学上的介入（engagement），要求我识别这些接触的时刻在哪里发生，以及它们如何与治疗的哲学相配合。[26] 尽管听起来过于大胆，但我说这些并不是出于某种约定俗成的观念，而是为了提醒我自己，我在工作中尝试了什么，并将继续试着做些什么。

第二个问题是个体／主观健康和集体／公共卫生之间的区别。正如康吉莱姆观察到的那样，如果健康等同于正常，那么它仍然是被概念化的目标。[27]如果健康确实是一种概念，甚至是一种概念的领域，那么它其实是一种宽泛的概念。[28]康吉莱姆问道："但是，我们称之为正常，究竟是因为治疗将健康状态当作一个值得追求的目标，还是因为对于当事人即病人而言，正常就是治疗的目标？"[29]至少从外部来看，医疗（其看护人和医生）与病人"遭逢"（encounter）的瞬间，似乎就是医学的集体事业和疾痛的主观方面遭逢的时刻，但是这种叙述怎样才有可能出现呢？在医学和"当事人"——希望被"引导"回到健康状态的一方——的遭逢中，究竟是谁的目标被清晰地表达出来了呢？

仅仅专注于说话的内容或说话的目的是不够的。套用弗吉尼亚·伍尔芙的话来说就是，在疾病中，语言就会枯竭。[30]康吉莱姆在此提出了一个重要的观点："医生不可能从病人的叙述开始理解病人的体验，因为人们用普通的概念所表达的并不是直接的经验，而是他们对被剥夺了充分概念的经验的解释。"[31]当然，"充分概念"（adequate concepts）

正是健康概念化的关键所在，特别是在别人提出这一点时。如果我们在考虑临床医学上的遭逢时，用肯定而不是否定的态度来解释"语言就会枯竭"的时刻，又会怎样？我密切关注的青少年杰夫认为他自己无法"找到准确的语言"来描述戒毒的痛苦，言语是苍白的。不管怎么说，当那些被搁置的话语仍然是私人的、有所保留的，凭什么说讲出来的话语就比闭口不谈的话语更有价值呢？奇怪的是，当试图理解医疗遭逢或患病经历时，过来人的话常常得到重视，但同时病人的语言却会成为怀疑对象。虽然欧文·戈夫曼也对此提出过批判，但最强烈的质疑或许是来自凯博文（Arthur Kleinman）的经典著作《疾痛的故事》（The Illness Narratives）。[32] 然而，不知道出于什么原因，在近来关于疾病和苦痛的著作中，疾痛的叙事结构作为一种民族志技术被人用滥了。[33] 说白了，就像凯博文清清楚楚解释的那样：

患者及其家人去医院或诊所就诊，无非就是去向医生抱怨疾痛。而正是他们用本地的习惯用语说病道痛，使患者和医生在最初接触时有了相互了解的基础，因为医生也已经与某种疾痛的集体经验有了接触和联系。然而，疾病则是医生根据病理理论解释和重组疾痛时提出或发明的。[*][34]

　　医学主体（medical subject）不仅仅因为其可以言说而成为主体，还因为言说创造了"身体过程和文化范畴之间、经验和意义之间的辩证关系"[35]，其实不需要高超的想象力，就能想象出非语言学意义上身体化的过程，或者说（因为找不到更合适的术语）"副语言学"（paralinguistic）与其他形式的语言或表达方式一同发生的过程。[36] 同样，克利福德·格尔茨也从斯坦利·卡维尔（Stanley Cavell）那里受到启发，他写道："如果说替某人说话似乎是个神秘的过程，那也许是因为同某人说话似乎还不够神秘。"[37]（格尔茨在原文中强调引用）如果有需要注意的地方，那就是，病人未说出来的疾痛体验并非就是不完整的，而是以非叙述的形式记录在其他地方——在身体和表面，通过手势和发音——就像与临床医学遭逢的意义本身一样，可以记录在别处。在这种失语中，没有什么是不在场的，而这可能是摆脱依赖疾病叙事的一种方式。[38]

　　那治愈呢？治愈，从最基本的角度来说，它的意义来自大众的统计标准——也来自自我能感觉

---

　　[*]　阿瑟·克莱曼：《疾痛的故事》，方筱丽译，上海译文出版社，2010，第3-4页。

到的"恢复"。[39] 病人个体跟随前人的脚步加入集体，亦步亦趋；否则，病人的行为和态度会被认为有损医学治愈的潜力。病人妨碍治愈的想法——让病人对失败负责——说明了伦理上（经济上？）临床医学的当务之急是处理病人的不适与痛苦。[40] 面对失败，医学之所以非凡，只是因为它以预设结果的确定性为前提。正是在康吉莱姆断言治愈可能被个人破坏的阴影下，特别是就循证医学而言，我们发现了医学思想分析上的重大分歧。[41] 为了呼应格式塔时代的神经精神学家科特·戈德斯坦（Kurt Goldstein）的观点，个人的疾痛体验并没有让他们把各种病症混为一谈，而是用新的秩序重塑它们。[42] 按照同样的思路，随后的几页将继续关注患者的临床经历与社会生活。我在这样做的时候，已经充分意识到，对个体（甚至是几个人）的关注留下了许多在研究结果的重要性、概括性和意义层面上的未解之谜。广义上说，一个有症状的身体——其生理学和心理学情况、疗愈和治愈相互评判的准则，以及地方道德世界在个体身上的地位和位置等——对其他人有意义吗？正如吉尔·德勒兹在谈到尼采著作时提出的，"疾病不是思考主体的动机，也不是思考的对象；相反，它构成了单个个体核心隐秘的主体间性（inter-subjectivity）"[43]。疾病是非常个人的、有表现力的且亲密的。我认为对个体的关注必不可少，倒不是为了强调个体的独特性多过集体性，也不是因为个体提供了——无论多么奇怪的——不确定性，而是因为这种关注说明了，在应对个人的疾痛体验时，概括性的东西有时实在太过抽象。[44]

最后，最重要的是理解"教育学"（pedagogy）一词在康吉莱姆书名中的意义（"疗愈教育可行吗？"）——在希腊语中，教育学 [παιδαγωγέω（payagōgeō）] 一词，来自儿童 [παίς（païs）] 和引导 [άγω（ági）]，其字面意思是"引导孩子"。[45] 从严格意义上说，这假设了治疗是可以被指引的。换句话说，它的特性是已知的，可以作为正式知识或学习的行为来传播。相反，引领一个人疗愈恰恰是临床医生治疗药物依赖所面临的困难。这不是个抽象的问题；它存在于临床医生日常所做的决策与实践中，也存在于患者的表达与期望中。疗愈和治愈之间的紧张关系不在于术语或语义本身，而在于个体的生活世界和临床医学的社会道德之间的张力。它带来了临床医学以外的一些生活的概念，却常常不知道别处的生活是如何与自身的能动性相生相克的。疗愈和治愈将疗效（在研究中）和有效性（在日常临床实践中）分开了，同时也将人们的注意力重新转向证据——从字面上看，证据就是所看见的、所言说的、所证明以及所经历过、体验过的一切。[46] 我在这里想到米歇尔·福柯对哲学人类学的描述：

> 长久以来，人们都知道，哲学的作用不是发现隐藏的东西，而是使可见之物凸显出来，也就是说，要使那些与我们如此接近、如此切身相关、如此紧密地联系在一起的东西凸显出来，但也正是因为如此，才未被我们察觉。科学的作用是给我们展现看不到的东西，而哲学的作用则是让我们察觉到看不到的东西。[47]

在接下来的几页中，我通过关注个人生活的细节，使治疗学中所看见的、所证明的东西在民族志上变得更加明显。

这本书各章涵盖了与药物治疗和接受药物治疗的青少年相关的诸多领域，我以概念为基础排列章节内容，而非简单地按照时间顺序排列。正如之前提到的，我认为这本书是关于治疗人类学（the anthropology of therapeutics）和通过药物干预管理生命的一篇长文，因此每一章都是为大局中的一小部分着色。

第一章"旧物新用"以 1978 年前后在马里兰州巴尔的摩进行的早期临床试验为出发点,评估了现在用于治疗海洛因成瘾的镇痛剂的有效性。围绕对医学证据性质的反思——什么使证据言之凿凿,什么又暴露了其局限性,本章介绍了丁丙诺啡发展的几个关键问题。尽管丁丙诺啡可以很好地替代美沙酮,但为什么人们要花几十年的时间才批准它用于成瘾治疗呢?它是如何改变人们对阿片依赖治疗的想象和执行方式的?在预想中是什么样的人群会受益于这种新的治疗方法,而在实践中又是否真的能够惠及这一群体?在批准速百腾和舒倍生的争论中,美国食品和药物管理局(FDA)、美国缉毒局(DEA)十分关注青少年的问题——不过一想到滥用处方药的情况已迫在眉睫,这样的关注也就不足为奇。在这些争论中,青少年的形象挑战了吸毒者的典型画像(从事特定职业、拥有特定吸毒模式的成年人),同时也为医疗诉求和社会需求创造了更稳定的立场。

第二章"清修生活"提供了临床研究地点的背景资料——巴尔的摩的前天主教修道院,现在被改建成了一个治疗中心。这个治疗中心与其前身很像,都是青少年锤炼身心的地方。本章通过与杰夫的对话重新思考有关戒毒空间的问题,在这一章中，他描述了其所见与未见、所感与所闻，以及与戒断苦苦纠缠的意义。[48] 通过与泰、德文和海瑟的互动，我思考了正式和非正式的时间安排，对规矩（structure）的渴望（有时是反感），以及在其中与工作人员、护士、医生和其他青少年交涉所遇到的困难。这一章定位于"病人－主体"——其在治疗空间内的表达、情感、感受和隐瞒——并提出了如何在人类学写作中再现症状和身体感（bodily experience）的问题。

第三章"照护的挪用"探讨了在合法和非法的药物使用背景下，危机与风险是如何产生、分配和管理的。[49] 用一种阿片剂替代另一种阿片剂来治疗成瘾的做法早已饱受争议；此外，有大量历史文献讨论美国阿片类药物使用的悖论（和迷恋）、起伏不定的法律地位、药用角度、与享乐的联系以及阶级维度等。[50] 替代疗法代表了一种形式的替换、一种治疗性的模拟，但是，如果这些旨在控制术后、慢性和急性疼痛的药物，被以治疗为目的不加管制地使用，又会怎样呢？这样的替代也算是药物疗法吗？本章着眼于新近创建的治疗空间，从专门的戒毒机构（如美沙酮诊所）过渡到基于办公室的诊疗环境（office-based settings）[51]。业界认为，近来丁丙诺啡处方权的提升是好事。然而，随之而来的是，公共和私人形式的成瘾治疗之间的差距越来越大，可能还会根据药物滥用的类型、依赖程度和社会经济地位而在人群之间造成更大的差异。通过与私人诊所和专业戒毒机构中的医生的对话——以及在这两种环境中接受治疗的青少年劳拉——展示"自我照护"与在不同的甚至有时对立的环境中所得到的照护，如何产生对治疗截然相反的期待。

　　第四章"治疗与原因"讨论了公众对药物滥用和治疗的态度是如何形塑医疗本身的。说起治疗阿片依赖，由于涉及使用一种阿片剂来帮助个体摆脱对另一种阿片剂的依赖，人们脑海中关于合法与非法的念头始终如同一根紧绷的弦，认为用于治疗的阿片类药物比"仅仅为了获得快感"而使用的消遣类药物更安全，或者至少危害要小得多。但是公共话语往往没有认识到在平衡药物使用和治疗时个体在与伤害、风险、危险的交涉中那些复杂且微妙的地方。归根结底，出了问题该怪谁？患者违背既定的治疗方法以其他意想不到的方式进行治疗时，谁又该负责？本章试图通过展示"依从性"和"不依从性"是如何被纳入临床推理，以及临床推理本身是如何转变的，来回答这些问题。[52] 本章围绕三个青少年，即塞德里克、韦恩和梅根展开，通过他们的故事展示了自我药物治疗中的临床推理是如何与社会安全感和亲密安全感交织在一起，并反过来重塑治疗方法的。

第五章"病人身份"对"病人"这一概念如何被青少年以不同的方式接受，进行了理论上的反思。参照乔治·康吉莱姆、米歇尔·福柯、弗里德里希·尼采和其他人的作品，我认为病人不单是被疾痛体验占据的主体，也不仅仅是医疗干预的对象，相反，病人是一种思维范畴。和我一起工作的医生非常清楚病人是什么（或是谁），但同样，病人自己也有一套清晰的概念，而对病人身份概念的争论正是成瘾治疗的核心。本章回到了之前关于治疗成功和失败标准的讨论，并追问这些标准在多大程度上符合不同行动者在实际情况下的治疗和照护情况。

最后一章"无影无踪"将目光转向了凯莎和凯文的失踪，以及杰夫和坦娅的死亡。本章反思了在治疗中心里临床医生、社工和青少年之间很早之前的对话，探讨了在场以及它的变革性力量——这也是人类学工作的暗面，并思考了医学和社会科学在进行个体研究时对体制机构的依赖程度，反思了这种依赖的后果，并追问了人类学的介入可以在多大程度上减少损失。

一旦医疗工作结束，我们要如何理解治疗方法呢？我通过探索治愈、疗愈的局限性，以及为定义和区分治疗的成功与失败而提出的主张来回答这个问题。民族志聚焦于临床医学和社会生活的交叉点，在这里，医学和药理学都把治疗作为标志。通过结合药物治疗的细节与个体经验，我描绘了回归原有秩序的曲折的道路（借用康吉莱姆文章中的措辞），我的问题是："回到什么样的秩序？"在这个过程中，我探索了病人、家庭、研究人员和医生眼中评判医疗干预的不同标准。这本书讲述了治疗过程，并从过程中得出结论，而结论本身就塑造了治疗的方式。最后，这是一个既有成功也有失败的故事，展示了新疗法所形成的复杂关系和价值模式。

康吉莱姆在文章的结尾之处回应了标题，他再三揣摩了疗愈教育的观点（可以教人学会疗愈吗？）："学习疗愈就是了解今天的希望和最终的溃败之间的矛盾——却不拒绝今天的希望。"[53] 由此揭开本书的序幕，似乎恰如其分。

第一章 旧物新用

在我写下这段文字的时候，差不多有五十多万人正在使用丁丙诺啡治疗阿片类药物依赖，[1]在美国，近16000名医生完成了开处方方面的培训。自2002年获批以来，丁丙诺啡迅速成为美国治疗阿片类药物依赖与缓解戒断症状的一线药物。2010年，新的溶解膜制剂舒倍生获批，使得患者和医生对丁丙诺啡更加青睐。[2]

研究伊始，我主要是对丁丙诺啡的临床有效性感兴趣。药物治疗是否真的对青少年成瘾有作用，并且确实能缓解戒断症状？它究竟是对海洛因有效，还是对阿片类麻醉镇痛药（处方止痛药）有用，抑或对二者都起作用？[3]确切地说，我想了解在这些年轻人看来，特别是当他们离开了严密监控的临床环境之后，什么才算是有效的治疗。我不是要解释药物滥用为什么持续存在，或者戒毒期为什么总是被重重干扰频繁打断。相反，我想了解治疗工具如何产生价值，这里的"工具"指的是药物干预。渐渐地，我被治疗的"后世"吸引；这些青少年的生活一直伴随着吸毒、复吸以及在体制机构中来来去去，他们的"治疗生涯"又是如何与这些特征相伴而生的呢？

可知的边缘

自 1992 年以来，几乎所有关于丁丙诺啡替代疗法的研究的长期效果都被描述为未知，这反映出研究的主要局限所在。[4] 科克伦（Cochrane）的一项研究报告回应了这一问题，认为所谓的局限并不是由现有研究方法导致的，其转而质疑了成瘾研究本身可供分析的可能性。[5] 成瘾的性质并非来自直接的认识形式（环境、动机、神经生物学和其他不明因素的综合作用）。[6] 诚然，在成瘾医学和康复领域中，"治愈"成瘾与描述治疗成功的那一套术语相去甚远。但与此同时，在药物治疗方面，也有一些所谓的概念化的成功：时间就是其中一个方面，它限定了成功的概念范围（是否在一定的时间范围内戒断了）；另一方面是个人预测（研究人员、医生、病人、父母和家庭成员对未来的期望是否实现了）。

然而，这两个问题的答案就像他们的幻想一样难以捉摸。研究的局限一部分是由技术本身导致的，也有一部分是由各自的愿望引发的。这既是一个临床医学问题，也是一个认识论的问题：在评估一种治疗是否有效时，认识的局限是什么？它们从哪里开始，又在哪里结束？

这些关于药物干预的长期争论，在最近的医学人类学研究中也常被提及。若昂·比尔在巴西进行了一项开创性研究，主要关于抗逆转录病毒疗法。研究表明，贫穷和边缘化不仅仅是医疗干预的背景，还能够赋予应急疗法以价值，但同时也可以剥夺其价值——并通过医疗干预来管理生命。[7] 阮文金（Vinh-Kim Nguyen）也在自己的研究中扩充了这一点，展示了艾滋病治疗的决策是如何重塑西非的政治和社会关系的。[8] 阿德里亚娜·佩特里娜撰写了一部有关医学实验的警世之作。生产有意义的科学知识，需要在全球临床试验中进行，这本书描述了在这一过程中，伦理和市场之间既相互依赖又充满变数的关系。[9] 安德鲁·拉考夫（Andrew Lakoff）通过对阿根廷精神病学的实践与生物技术的研究，说明了意识形态是如何改变临床推理、知识形式，甚至干预对象本身的。[10] 最近，安吉拉·加西亚（Angela Garcia）对美国西南部海洛因的使用和滥用进行了大胆而深入的民族志研究，探讨了成瘾与治疗如何意外地成为关联性（relatedness）（和"地方感"）的表达，并借此传达出被剥夺的感受。[11] 虽然我对戒毒中心里青少年所接受的药物治疗的关注点，与近来的学术研究有许多相同之处，但我的目的是描述治疗经验（无论如何支离破碎）如何将个体与社会还有临床医学联系在一起——并表明治疗经验并不是简单地脱离临床医学或科学研究的治疗理想，而是融合了临床推理与临床医学之外的社会世界——由内而外地重建治疗学。

也算是一种研究方法

我试图详细描述 12 名青少年在治疗中心内外的生活，不过读者需要注意我在研究中所使用的方法及其局限性。这是一座由古老的修道院改建而成的治疗中心，也是我招募青少年的主要场所，可以轻松容纳大约 65 名青少年——他们大多是由医生和社工介绍给我认识的。严格来讲，我在研究中没有用队列方法，即从一个共同的时间零点开始，抽取一组青少年，然后进行三年的追踪。阿片依赖（海洛因和 / 或处方类阿片药物）以及丁丙诺啡治疗（要么是临床试验要么是治疗中）的临床标准在特定的临床人群中太过特殊，不可能一次性招募到所有的 12 名青少年，因为多种药物混用和阿片类药物依赖之间不能简单地画上等号，就算滥用阿片类药物也未必就会接受丁丙诺啡治疗。[12] 相反，我在三年多的时间里截取了不同的时间节点来追踪这些青少年。

一旦他们离开治疗中心，我就利用他们现有的人际关系网络追踪下去，这种网络由朋友、家庭成员、监护人、社工、假释官等人组成，联结了治疗中心与外面的世界，但这并没有解决我与他们互动中的偶然性这一问题。虽然我介入其中的不可预测性正是个人困境和集体情况的特点，但还是需要多加注意。治疗中心一开始似乎为研究提供了一个很好的平台，但很快就被墙外世界的不安全感所破坏。借用梅洛－庞蒂关于身体内在性（bodily interiority）的表述，诊所以外的世界不在别处，而是诊所被带去了别处——身体和场所（place）之间的一种内在的身体性（intra-corporality）——即使从某种意义上说根本找不到所谓的别处。[13] 重新审视别处——不存在的地方——为什么特别以及为什么值得关注，我有感于迈克尔·陶西格（Michael Taussig）近来所写的人类学著作。他写道：

人们说，科学有两个阶段：一是用想象力逻辑去发现，二是用严谨的过程去证明。然而，当涉及与人相关的事务时，证明实在难以捉摸；社会关系不是实验室，谈到灵魂，因果定律就显得微不足道了，事件和行动的意义需要去别处找寻，就像人类学家最初踏上旅途时所带着的情感和理性的混合一样。[14]

正是这种情感和理性的混合，促使我对青少年药物成瘾者进行民族志研究，若非如此，用不了多久，诊所之外的他们就会从人们的视线里消失。

为了接触到正在接受治疗的青少年，我参与了巴尔的摩治疗中心正在进行的丁丙诺啡－纳洛酮（舒倍生）第三期临床试验。该试验通过美国国家卫生研究院／美国国家药物滥用研究所临床试验网络进行，对比两种不同的治疗方法，以评估舒倍生对阿片类药物依赖青少年的疗效。青少年药物成瘾者加入我在巴尔的摩的研究时，临床试验也在治疗中心同期进行，这个治疗中心是全美国六个研究试点之一。

临床试验比较了两种治疗模式。研究人员将青少年药物成瘾者随机分为两个治疗组：一个是为期14天的不进行长期心理社会治疗的直接治疗组，另一个是为期 12 周的接受严密监测的治疗和心理社会治疗的小组。[15] 最后，尽管 12 周组的青少年最初进步明显（报告中说用药渴望减少，其他阿片类药物使用量递减），但研究最引人注目的结果是，在 12 个月的随访期结束时，两个治疗组之间没有任何差异。虽然接受高强度密集监控治疗的组在试验中有较好的保持力，可一旦试验结束，无论早期干预水平如何，两组之间的差别就不大了。此外，研究人员报告说，若将康复定义为"自愿保持以清醒节制、个人健康和公民身份为特征的生活方式"[16]，康复的人数就很难估计了，虽然从研究中得出的结论很清楚，即长期治疗中的保持力是衡量治疗成功或失败的有力指标，但我们对青少年离开受控的治疗环境后会发生什么知之甚少。

研究结果公布后的几周内，我与相关研究人员进行了长时间的交谈。我对参与这项研究的几位临床医生越发钦佩，他们还鼓励我在随访期结束后，继续追踪生活在围墙之外的青少年。数据整理好后的几周，在巴尔的摩的一次会议上，几名研究人员与我分享了他们对结果的想法：

医生：很难知道什么有效，什么无效。这些数据表明这种疗法是有效的，但得面对一个很大的考验·时间。

　　研究助理：但这重要吗？我是说，孩子们在这里的时候表现很好，他们离开这里了，你能怎么办？我们真的控制不了这些，比如他们的父母、朋友或社会环境怎样，对吗？

　　梅达德：你是说你提到的这些事情不能被纳入报告吗？

　　医生：不，她不是这个意思。事实是我们拿不到这些资料。你可以说，"这个孩子加入了某个治疗小组"，或者"这个孩子按约定来看门诊了"，或者"这个孩子半途而废了"，但是每一种情况背后的细节……嗯……是不是情有可原，那就是另一码事啦。但这不会改变我对他们的态度，不管他们有没有在吸毒。

　　护士：我知道你想说什么，但是由于研究的设计，作为一个旁观者，你很难顺利地融入孩子们的生活，也无法追踪与药物本身可能有关也可能无关的千把个微小变量。孩子们过来接受治疗时，我们会尽量注意这些事情，但只是作为医者的关怀，而不是当作研究因素。

　　梅达德：我只是说，很多没有说出来的事情会影响一个孩子是否能长期不沾毒，而且有时候，这些事情必然会让他们崩溃……

医生：（笑着说）我们不是在找你的茬啊，不过你得明白随机对照试验是怎么一回事。这个药有效——但从长远来看，就不是这么一回事了，可这不会改变照护的标准。当然，你试图捕捉其他因素也有道理，但这是一个社会科学问题，拜托，这是你的活儿。

该试验的结果确实揭示了一个大的"社会科学"问题，即决定药物治疗成功的外部因素问题。临床医学和研究，两个视角之间似乎存在严重差异，但归根结底，"这不会改变照护的标准"。我和参与研究的护士谈到对治疗周遭的关注时，治疗有效性的非语言指征（情感、行为、举止）就成了每天在诊所里详细讨论的事情。事实上，在研究中找不到关于病人生活世界细节的记录，这就很能说明问题。但更明显的是，这些细节以某种方式与研究分开，使研究关注极为抽象的"临床医学"问题。

为了"研究"的目的而将"临床医学"悬置起来之后，并没有带来什么问题。很明显，研究的结果虽然令人沮丧，但并没有破坏药物治疗的承诺，也没有挑战临床试验本身的完整性。研究人员坚定地捍卫了研究和治疗的边界。引用一位临床医生的话，"研究就是研究，治疗就是治疗，外界的一切都在外界——这可以回答你那些五花八门的问题了"。结果（以及对结果的反应）揭示了一个关键问题：尽管个人使用该疗法的长期经验远没有那么安全，但药物治疗却可以在研究和治疗的逻辑中找到其安身之处。

最后，我有几个问题无法用研究、治疗和治疗经历一笔带过。那些没有完成治疗的青少年会怎么样？研究一结束就消失得无影无踪了吗？我们应该如何看待他们？这些结果又是如何被纳入丁丙诺啡不断演变的叙述中的？

旧物新用

2002 年 10 月 9 日，美国参议员卡尔·莱文发布新闻稿，宣布国会批准使用丁丙诺啡治疗阿片类药物依赖。[17] 文中引用了数十年的研究成果和一系列临床试验，证明丁丙诺啡作为阿片类药物戒断和替代疗法的功效，其亦成为听证会上国会批准该药的证明。[18] 这是一种新的成瘾治疗方法，为成千上万对海洛因和阿片类处方药成瘾者带来了新的希望。[19] 其实，丁丙诺啡的第一次临床试验早在 24 年前就开始了。

1978 年，唐纳德·贾辛斯基发表了一篇里程碑式的论文，该论文基于一项小规模的临床试验，尝试使用"Buprenex"（一种被准许用于治疗中度到重度术后疼痛的镇痛剂）治疗对海洛因成瘾的成年人。[20] 贾辛斯基和他的同事们在约翰斯·霍普金斯大学医学中心之一的巴尔的摩湾景医院开展了他们的研究工作。参与研究的都是重度成瘾者，入组标准包括成瘾四个月以上，并且每天使用海洛因超过两次。研究人员设计了一个随机、双盲、平行的分组临床试验，在四个月的试验里，对比了舌下给药的丁丙诺啡与两种不同剂量的口服美沙酮的效果，一段时间后递减药量，最后再换为安慰剂。研究结果的两个指标分别是治疗中的保持力和被试尿样中阿片类药物的存留。当时，该研究是证明丁丙诺啡与标准成瘾治疗药物（当时是美沙酮）疗效的规模最大的对照实验。最后，研究人员发现在戒毒阶段各组之间几乎没有差异，但是丁丙诺啡组的保持力更高，这表明该药物作为美沙酮的替代疗法大有可为。[21] 丁丙诺啡不是一种神药，然而与现有的治疗相比，在有一样的效果的同时，却比美沙酮更安全，而且据说"滥用的可能性"更低。

在随后的十年里，一系列随机对照试验接踵而至，对比丁丙诺啡（部分 μ 受体激动剂）与美沙酮

（全 μ 受体激动剂）的疗效[22]，并进行了丁丙诺啡与安慰剂的对照试验。[23]丁丙诺啡的研究成果表明，它可以很好地替代美沙酮，并迅速取代了人们对其他新药的关注[24]——当然人们也发现了其他一些具有成功潜力的药物，[25]但是它们在丁丙诺啡面前都黯然失色[26]。然而，如何以最佳的方式（静脉注射、口服、舌下含服）以及以何种速度（快速诱导、缓慢释放）使用新疗法仍有待研究。[27]

1995 年，有份出版物收集了一系列相关研究，预测丁丙诺啡将被批准用于治疗阿片依赖。[28]同年，罗利·约翰逊（Rolley E. Johnson）和他的同事在巴尔的摩湾景医院进行了另一项试验，是丁丙诺啡和安慰剂的对照试验，旨在进一步证明其疗效。尽管他们做出了很多努力，但是 FDA 并不买账。这种治疗方法很新奇，也很成功，但对药物滥用人群的社会关注（和政治动员）还没有出现新的变化。[29]除美沙酮外，还有其他可选的治疗药物，虽然和美沙酮一样都要凭处方拿药，但人们也没有什么动机把丁丙诺啡推到一线位置，取代美沙酮的地位。[30]即使是在公众的监督之下，美沙酮的维持治疗还是一直遭受着抵制。[31]FDA 局长马克·麦克莱伦（Mark McClellan）在《美国医学协会杂志》上写了一篇短文宣布 2002 年批准丁丙诺啡，他提到了现有的海洛因滥用问题，不过他的重点是处方麻醉品阿片类药物滥用这个新领域，以及这种特殊形式的滥用带来的社会成本。[32] 只有当社会和流行病学的关注重心从海洛因转向处方类阿片滥用之后，FDA才批准丁丙诺啡用于药物依赖治疗，准确来说，这里的丁丙诺啡其实是利洁时制药公司（前利洁时科尔曼公司）开发并大力游说批准的两种药物。[33]

2000 年，《联邦药物成瘾治疗法》（DATA）[34] 修订了美国缉毒局对丁丙诺啡的管理条例，允许医生个人（尽管是以受管制的方式）开药，而不是要求患者只能在美沙酮诊所等受监控的治疗环境中拿药。[35] 2002 年，美国缉毒局批准了利克特·本茨基开发的两种新药，速百腾和舒倍生，用于治疗阿片类药物依赖。除此之外，这些药物还被纳入"孤儿药"条例，这是由孤儿药开发办公室（OOPD）指定的一个名称，专门用于促进罕见病治疗药品的开发，以及疑难病症的治疗药物的研发。这些药物大多价格昂贵、研发成本高，公司自然是不乐意"趟浑水"。但在这个案例中，"孤儿药"允诺给利洁时制药公司一定的税收优惠和独家开发专利，且保证没有市场竞争。[36]

既定类型之外

人们付出了巨大的努力来测试丁丙诺啡，并使其获批成为现有阿片类药物依赖治疗的替代方案，不过获批成功的部分原因还在于美国滥用阿片类药物的青少年的增加。[37] 为了应对这一趋势，临床医生和研究人员有充分的理由去深入了解在短期和长期治疗中，哪些药物有效，哪些药物无效。在《美国医学会杂志》发表的一篇社论中，作者引用的国家统计数据令人震惊：2007 年，近 232000 名青少年至少有一种阿片类药物滥用的情况，同年，约有 24000 名青少年使用过海洛因。[38] 吸食海洛因的高中生比例从 1992 年的 0.6% 上升到 2007 年的 0.9%，处方类阿片的滥用率从 1992 年的 3.3% 上升到 2004 年的 9.5%。[39] 与海洛因相比，处方类阿片药（止痛药）对成瘾模式的影响绝对不容小觑。合法阿片制剂（如处方止痛药）和非法阿片制剂（如海洛因）滥用率的差异可能与是否容易获得有关。不过，在巴尔的摩这样的城市，海洛因是出了名的唾手可得。虽然非治疗性使用的模式相似，但合法药品和非法毒品之间的区别还是很明显的。在与阿片成瘾的青少年的父母进行长时间访谈时，他们反复传达了一种观点：较之滥用处方药，海洛因

"似乎更糟糕"，因为家长们注意到静脉注射海洛因与人类免疫缺陷病毒（HIV）和丙型肝炎（HCV）传播之间的关联。虽然青少年吸毒的方式说明了海洛因和处方阿片剂之间的明显区别，但在与他们交谈中我发现，我追踪的青少年绝大多数都否认注射毒品——事实上，大多数人都坚决拒绝静脉注射任何药物，这些人将静脉注射与"老一代""瘾君子"和"道友"联系在一起，他们则是新一代吸毒者——至少有这样的说法。

就像青少年很清楚老一代"瘾君子"是什么样的，滥用阿片类处方药的青少年（郊区、白人、女性）和海洛因成瘾的青少年（男性、非裔美国人、穷人、城市人）之间的不同形象也同样深入人心。[40]尽管有证据证明不是这么一回事，但在关于滥用问题的讨论中，人们还是形成了这样一种想象。[41]在某种程度上，这样的描述意在区分青少年的药物滥用问题与成年人的问题。当然，青少年药物滥用的后果和成年人也不尽相同。与我一起工作的临床医生主要关注神经生物学变化的严重性，这种变化与青少年从偶尔使用阿片类药物向习惯性滥用和成瘾的转变同步发生。[42]经常接触海洛因或处方类止痛药会导致以成瘾为特征的特定临床现象：身体依赖、用药渴望和用药过量。[43]他们认为青少年的大脑特别容易受到药物滥用的影响，包括决策力和判断力的永久性损伤，随后会陷入阿片类药物滥用和依赖的循环之中。[44] 青春期（12—18 岁）和青年期（19—24 岁）是干预和治疗的关键时期。[45] 其背后的含义是，经常使用阿片类药物的青少年往往会比成年人更快成为瘾君子。"成为"之所以重要，不仅是因为青少年从偶尔吸毒变成惯性吸毒，更是因为他们对康复不抱希望，成了一个彻头彻尾的吸毒者，而这种转变给药物滥用的青少年带来的威胁正是引起丁丙诺啡批准的争议的核心。[46]

丁丙诺啡能有效解决青少年阿片类药物滥用问题的说法，为其获批提供了有力支持，而针对治疗效果的试验，却是在获得 FDA 批准很久之后才真正开始的。在 DEA 修订了条例，并且 FDA 最终批准利洁时制药公司开发这两种药物时，仅有一项针对阿片成瘾青少年的药物治疗的随机对照试验。[47] 然而，在 2000 年的国会听证会上，人们认为，在新的治疗空间内使用丁丙诺啡治疗青少年的阿片成瘾是一件对临床医学和社会都有益的事情。但令人不解的是，在讨论是否批准丁丙诺啡用于阿片戒断治疗和替代疗法的时候，几乎没有证据表明该药对这一年龄段的人有效。[48] 人们不仅不清楚该药在短期内对青少年有怎样的效果，而且也没有一项研究充分探讨过长期治疗的影响或现实情况。[49] 科学研究必须兑现其承诺，但直到很久以后，研究人员和决策者才开始关注治疗的长期结果，并呼吁更好地了解如心理社会治疗和门诊随访等活动对治疗结果的影响。[50]

对症下药

当这两种治疗阿片类药物依赖的新激动剂疗法获得批准时，发生了这么几件事。首先，在办公室诊疗环境中开处方的可行性增加了丁丙诺啡在美国的使用量，为药物依赖的治疗提供了新的可能性，也为其开辟了新的空间。[51] 其次，这一批准为新人群接受更加专业，也更有针对性的治疗提供了基础。不仅对海洛因成瘾的成年人会受益于这些新药，而且越来越多的不管是在术后依赖处方止痛药或为了消遣而滥用这些药物的成年人和青少年都可以被识别并得到治疗。基于办公室的诊疗环境更加隐蔽，不像在专门的美沙酮诊所那样要监督服药。[52] 公共和私人治疗空间的划分将进一步区分出不同的成瘾者类别。

对美沙酮维持治疗的污名化至今仍然存在。[53] 1968 年《酒精和麻醉品成瘾康复法》颁布后，在美沙酮维持治疗的早期阶段，人们做出了与丁丙诺啡类似的承诺——用药过量的风险小，戒断期间的不适较少，最重要的是，药物滥用和转用的风险也很小。[54] 丁丙诺啡和美沙酮一样，既对康复有效，也不易被滥用，因此人们也联想到有关美沙酮的种种说法，但考虑治疗的空间时，两者就没有什么相似点可以比较了。基于办公室的治疗同样引起了成瘾者和医生的担忧；尤其是，是否各方都小心翼翼，确保新药物不会被滥用。丁丙诺啡的批准使治疗和成瘾者的情况复杂化，因为在公共和私人医疗环境中可以采取不同形式的治疗手段，有可见的，也有不可见的——这进一步使围绕着社会和医疗如何形塑治疗的问题变得更加复杂。治疗的地点很重要，特别是涉及调和公众的态度与恐惧、科学研究的范围和临床实践的现实。

马里兰州的巴尔的摩

巴尔的摩这个城市在丁丙诺啡的故事中是很重要的一环，原因有很多。钢铁工业的凋敝、铁路和港口的没落，同样也是医疗系统的不平等、教育体系的混乱以及由毒品经济助长的贫困和因排斥而出现的暴力等问题产生的背景和催化剂。这个城市所面临的社会和经济问题，实实在在地影响着我所关注的青少年的生活，于是他们成了这样的一代人：不知道艾滋病的肆虐横行，不知道生活的社区已惨遭毒品的侵袭，不知道教育失败的惨淡后果，也不知道家人长期失业或是就业不足的无奈现实。在这座城市里，就算还没有亲身经历这些事情，似乎已注定那就是他们的未来。

巴尔的摩东部和西部有两个主要的城市医疗中心，分别是约翰斯·霍普金斯医疗机构和马里兰大学医学院。"巴尔的摩是一座研究城市，"一名临床医生告诉我，当时我们在约翰斯·霍普金斯湾景医院查房后坐在一起，"药物滥用、暴力和感染……（微笑）在这里你两头都能找到行家（指研究人员和饱受这些问题困扰的个人）。"[55] 他的评价直白得残忍，特别是我们此时正大口吃着由赞助研讨会的制药公司提供的美味可口的三明治，大口喝着免费的星巴克咖啡。显然，"两头"代表了城市中的不同部分，巴尔的摩不乏德高望重、资金雄厚的研究者，但同时也是全美国枪支暴力、传染病和毒品滥用水平最高的城市。[56]

在这座城市的公共和学术医疗环境中开展过各式各样的研究，在我采访的青少年家庭里，至少有一个人曾参与其中。而我却总是要跟他们解释自己的研究，这与他们参与的其他研究实在太不一样了。一位家长反复问："究竟要搞什么啊？"不管我试了多少种解释方式，似乎都无法给她一个满意的答案。最后，她开始在具体的字眼上做文章，问我她儿子是不是要参加某个学习项目？要抽血吗？要"尿在杯子里"吗？还是要服用某种新药？我回答道："不，除了说话什么也不用做。""哦，好吧，那这是个心理测试。"她说。"不不不，和心理测试完全不一样。"我回答道。"所以你这也不是个正儿八经的研究，那也行吧，我是说，感觉他什么都不用做。"她最终同意了，尽管有点儿伤自尊。她同意让儿子参与我的研究后，我并没有打算把这个过程当作个案来研究，但我还是一直想着她跟我说的关于什么算是研究，什么不算是研究的判断，或者在她看来，什么才是参与巴尔的摩的医学研究至少要做的事情。

　　这个城市的社会生活对医学研究一点也不陌生。随着对医学研究的熟悉，社会生活和临床医学在巴尔的摩有关医疗问题的定性中变得暧昧起来，并相互依存。在其他地方，我已经描述了近期及历史上预防医学和流行病学的举措，这些举措试图将社会条件纳入理解疾病的过程（病因学、获得、传播），而这一过程是严格地以生物学为基础的，表明了社会生活和临床之间的相互牵连。[57] 某些行为，因为是社会条件导致的，所以被解释为类似于疾病病因学的模型——因此，治疗社会疾痛变得与治疗疾病密不可分。换句话说，对社会生活的理解似乎与对疾病的理解相一致，像存在于社会和临床医学之间的联结点上的疾病，比如药物依赖，对其社会条件的描述就变得很不确定，再加上药物滥用和依赖的背景，或许会更加多变，因为从根本上讲，治愈是不可能的。然而，药物依赖所承载的社会负担恰好引起了临床医生和立法者的注意，让他们认识到新的危险，有利于他们创造新的治疗方法。

橙色小药丸

聊了那么久丁丙诺啡之后，要是在离治疗中心几条街的快餐店里看到那一小堆橙色药丸散落在餐巾纸上，应该不至于大惊小怪。我在治疗中心工作了一年多，还是第一次真正看到有人在受监控的环境之外服用"bupe"（丁丙诺啡）。就在几个月前，我第一次见到才 16 岁的泰，我们讨论了一个小时前结束的门诊治疗。他注意到我专注的表情，递给我一颗药丸，让我仔细看看。"薄荷糖。"泰微笑着说。我看着他一颗一颗数着药丸，并把它们放回一个小塑料袋里，于是我默默地递给他最后一颗。

　　六边形小药丸的一面印着一把剑。[58] 起初在治疗中心工作时，我和一位临床医生开了个玩笑说，也许"剑"的印记是制药公司发出的警告，"达摩克利斯之剑"悬在每个服药者头上。但是笑话冷场了，可能有三个原因：第一，在当时的语境下，这笑话讲得不合适，在和医生的谈话中我已经感到他们在上下打量我了；第二，他不知道（或者也不关心）这个典故；第三，我自己开始解释意思的时候，就已经表明这不是个好笑话了。这个典故——不是笑话——指的是不稳定、不祥的预感以及悲剧的不可避免，其中包含对权力的假设和过度自信的警告。[59] "恰恰相反，这药带给人们希望，我们知道它有效。"这个医生抢过话头厉声说道，他恼火的语气让我知道我们聊崩了。

　　但我坚持认为，这药离这一步并不远。一些看起来如此笃定、如此有力、如此坚定不移的"言之凿凿"的东西，头顶上可能悬着被一根（马）鬃吊着的匕首。我在治疗中遇到的青少年都有一个共同点，那就是处境的多变；提供药物治疗的医生也有一个共同点，那就是试图中止（补救）这种多变的情况。有一些相异之处来自治疗本身（治疗有效吗？如果有效，效果如何？），有的则来自治疗的情境（哪些外部因素会破坏治疗的有效性？）。

我追踪的每个青少年都服用"橙色小药丸"，但他们服用的方式各不相同。就塞德里克和梅根这对小情侣而言，他们坚信丁丙诺啡作为替代疗法的有效性。尽管还是渴望回到成瘾前的时光，但杰夫在描述戒断的过程和治疗经验时，头脑还是十分清晰的，他努力摆脱小药丸的控制，想要摆脱毒瘾（和治疗），这也许可以解释为什么他的治疗如此成功，并且他再也不碰毒品了。然而高强度的治疗很可能换来的不过是激烈的人际暴力、贩毒生活的再度回归以及最终的惨淡收场。德文则根本没能成功，他经历了依赖、疾病，然后重新吸食海洛因。海瑟沉浸在他人的复杂生活之中，几乎没有在意治疗，即使在她退出（又回到）治疗的过程中，治疗仍不过是附带的事件。凯文还没来得及真正开始治疗就走了。凯莎被迫扮演守护者的角色，扮演自己母亲的母亲，以及自己兄弟姐妹的母亲，并继续接受治疗，这是她构建家庭角色的一种方式。坦娅仍为了逃避性虐待以及被朋友和家人掏空的生活而继续接受治疗，当她在一群阿姨中找到了陪伴和关怀后却病倒了，最后因吸食海洛因过量而丧命。而最终，尽管劳拉得到了一切机会，但她却始终无法在她自己创造的康复和独立的两种角色中找到平衡，

她虽然在坚持治疗，但一只脚站在治疗中，另一只
脚站在严重的药物滥用之中。

而在这些曲折的故事里，橙色小药丸一直伴随
他们左右。

在我跟踪的每个青少年的生活中，药物治疗都
发挥了重要作用。然而，这些作用的结果却大相径
庭。即使在某些情况下，所谓的"结果"从表面上
看是一样的。

"后世"

我说我的研究始于治疗的"后世"，意思是说
问题从治疗学的认识论开始，也就是可知的终点。
毫无疑问，即使进入未知领域，治疗生涯也会继续
下去，而从药物治疗结束的后世开始，就构成了不
同的治疗史。成功在这里不是理所当然的，正如失
败的标准也可能不同。关注治疗后会发生什么既是
一个方法上的问题，也是一个分析上的问题。治疗
所坚持的标准的确存在，即患者必须服用药物（将
其置于舌下直至溶解），并坚持按处方服药。但是，
这些标准似乎还需要考虑导致复吸或持续误用的情
况，即使在停止药物治疗后，或在以不同的方式使
用药物治疗的期间，也要考虑到这些因素。

青少年接受的主要治疗方式是戒毒和咨询——虽然人们可能不太了解药物辅助治疗，但无论是哪种形式，治疗经历在很大程度上决定了最后的结果。[60] 医生面临的主要问题是：随机对照试验中被认为有效的并纳入更广泛的循证医学考量之事与接受治疗者的个人感受之间的矛盾，以及如何使表面上看似不连贯的治疗结果串联在一起。这关系到治愈与疗愈的概念和局限、决定成败的风险（和主张），以及最根本的，时间如何与证据相联系的问题。

丁丙诺啡提供了从药物依赖中康复的希望，但何时何地（以及能否）康复则完全是另一回事。正如以下章节证明的那样，在一系列的药物治疗经验中，研究的预测与治疗的实际情况相异，即使是在青少年群体中也是如此。围绕丁丙诺啡的争论也同样难以预测。公众对丁丙诺啡滥用和转用的担忧似乎可以追溯到几十年前对美沙酮的焦虑。[61] 接下来的章节将展示在阿片类药物依赖的治疗中，公众讨论是如何占据一席之地的，以及接受治疗的人是如何使担忧的问题进一步复杂化的。

第二章　清修生活

想象力的现象学要求我们直接体验形象，把形象作为生活中遭遇的事件。当形象是新的，世界就是新的。

——加斯东·巴什拉《空间的诗学》[*]

治疗中心走廊的墙上挂着一幅小图，画的是耶稣带领一群信徒沿着石径前行。图片已经泛黄，挂的位置也不起眼。可是每当经过这里，我都会想，这一幅画究竟是因为其在一定程度上代表了治疗过程，所以把它挂在这里，还是它只是一件被人遗忘的旧物？

通过对三位小伙子和一位小姑娘的密切观察，

---

[*]　加斯东·巴什拉：《空间的诗学》，张逸婧译，上海译文出版社，2013，第57 58页。

在接下来的章节中我想描绘在治疗中心里身体与空间的相互作用，与此同时，我想反思一下"治疗中的青少年"这一形象的形成条件。如果恰如巴什拉所言，世界是通过形象来重新塑造的，那么如何塑造这样的形象就至关重要了。

诊所与修道院

这个治疗中心由一座古老的修道院改建而成——不过说"改建"可能有些夸张了[1]，墙上散布的圣像与地上矗立的雕像依然呈现出浓烈的宗教意味。该修道院始建于 1868 年，位于巴尔的摩市西南部的欧文顿附近。一场大火之后，于 1886 年重建。附属于老修道院的教堂则建于 1932 年，一直沿用至今。

这样的环境传达出十分明显的清修意味。高大庄严的建筑与大厅里清澈响亮的回音相得益彰，显然是为沉默寡言的人准备的。后墙上巨大的落地窗足有四层楼高，透过窗户可以看到曾经种植草药与蔬菜的花园。从前面的窗户远远望去，那广阔的一片则是这座城里历史最悠久的天主教公墓，第一排公墓下沉睡着数百名阵亡的南方士兵。旧时用于祈祷和冥想的小屋如今成了临床诊断与行政办公的地方。在这座庄严肃穆的建筑里，我时时刻刻都能感受到它的前身的气息，哪怕原先的宾果游戏厅已经被用于看夜间门诊。

不过，治疗中心里的"清修生活"不单单体现在外部特征上。青少年住在里面就得守规矩，吃饭、工作、睡觉等日常活动都有一定之规——为了康复与重生，在小组治疗和个人咨询中反复锤炼身心。[2] 治疗中心位于城里一座人迹罕至的小岛上，青少年来到这儿意味着建立新的行为方式、新的存在模式、新的日常表现、新的身心习惯。若想在治疗中得见成效，这些都是必经之路。

掩饰细节

该治疗中心于 1989 年开放，隶属于马里兰州成年人和青少年行为医疗保健系统，主要为巴尔的摩市内提供服务，不过由外市公共部门（少管所和社工机构）转诊过来的也不少。该中心提供三种基本服务：短期住院治疗、日间治疗（部分住院）和强化门诊照护。来住院的青少年大多有很严重的药物滥用情况，曾经也参与过不少治疗，但都半途而废了。许多青少年还有情绪和行为方面的问题，并伴发精神失常以及严重的功能障碍。[3]

每天大约有 65 名青少年待在治疗中心里，其中男性约占 2/3，女性约占 1/3，年龄从 11 岁到 20 岁不等。虽然年龄跨度很大，但我的调查主要关注的是 14—18 岁的青少年。我对处于十字路口的青少年很感兴趣——他们正处于临床、社交和发展的过渡期，成瘾的发展趋势也正面临重大的变化。[4]

治疗中心里大约有 1/3 的非裔美国人和 2/3 的白人。其主要资金来源是医疗补助（Medicaid），其次为商业保险［蓝十字／蓝盾，健康维护组织（HMOS）］，还有少管所（针对他们监管的青少年）以及其他针对未投保或保额不足的青少年设立的辅助资金。这儿的青少年大多有家庭和教育方面的问题，平均仅有 53% 的人目前与父母中的一方住在一起，仅有 29% 的人还在上学。[5]

就药物使用模式而言，他们大多是高频使用者，其中许多人甚至每日都用。大约 96% 的人在入院前 90 天内使用药物超过 15 天。[6]绝大多数的青少年（91%）完全符合物质依赖综合征的标准（见表 1）。大多数青少年（71%）曾经接受过一次或多次的治疗。近半数（46%）青少年曾接受过住院治疗。[7]除了治疗药物滥用本身，青少年还需要接受与之相关或无关的疾病检查，因此，每个青少年都要接受肝炎、肺结核、艾滋病和其他疾病的筛查和治疗。

表1 《精神障碍诊断与统计手册》(第四版)
——依赖与滥用的标准

依赖 (12个月内出现下列3项及以上表现)	滥用 (12个月内出现下列1项及以上表现) 其症状必须不符合该物质的依赖标准
出现耐受性(需要明显增加剂量才能达到所需效果;若继续使用原有剂量,效果会明显减弱)。	由于多次使用某种物质而导致工作、学业或家庭的失责或失败。
有特征性的物质戒断症状;用同一物质可以缓解戒断症状。	在对身体健康有危险可能的场合多次使用某种物质。
该物质往往被摄入较大剂量,或超出预期被用作更长时期的使用/滥用。	多次发生与使用某种物质导致的有关的法律问题。
长期以来有戒掉或控制使用该物质的欲望,或曾有戒断失败的经验。	尽管由于某种物质的效应而导致或加重了一些持续的或多次发生的社交或人际关系问题,仍然继续使用该物质。
需花费很多时间或采取多种行动来获得该物质,使用某种物质或从其药物效应中恢复过来。	

续　表

由于使用或滥用该物质，放弃或减少了不少重要的社交、职业或娱乐活动。 　　尽管认识到该物质所引起或加重的后果，但仍继续使用它（例如：无法履行社会职责，在身体不健康的情况下继续使用）。	

　　在使用《精神障碍诊断与统计手册》（第四版）（DSM-IV）标准时，应明确物质依赖是生理依赖（例如有耐受或戒断的证据）还是无生理依赖（例如无耐受或戒断的证据）。此外，病人可能按当前表现被分类为滥用、依赖和缓解等多种模式。按照是否满足任何滥用或依赖的标准，以及时间框架，缓解期的病人可被分为四种亚型：完全型、早期型、持续型与部分持续型。缓解期的分类可用于接受激动剂治疗（如美沙酮维持治疗）的病人或生活在受控无药物环境中的病人。

American Psychiatric Association Diagnostic and Statistical Manual of Mental Disorders. 4th edition (DSM-IV). Washington, DC: American Psychiatric Association, 1994.

　　虽然治疗中心的行政工作井然有序，但工作人员和临床医生日常所面对的现实却是五花八门，为了让青少年接受治疗，收诊护士可谓是煞费苦心。假释官、社工、父母以及监护人彼此之间都要花很多时间来商议，以确定青少年应该在治疗中心待多久，要依据怎样的评价标准来判断青少年究竟是可以留下治疗，还是得另寻高明。住院区的工作人员通常不会长期做下去，但他们又是青少年在治疗期间接触最多的人，因此，这些人员的频繁轮换其实会影响治疗的连贯性。

建立事实

要想知道墙内的实际情况，必须考虑现实环境。这里嘈杂、古老，又空洞。光明正大的活动与私下的暗流涌动一并展现，有些地方大门敞开，有些地方则宛如禁地，不同的活动（咨询、就医、探视、睡觉、吃饭）发生在不同的空间里。青少年作为空间内的行动者这一事实很重要。可一旦事实确立，却不清楚要如何面对它们，以及它们之间又是如何相互依存的。

莫里斯·梅洛–庞蒂在研究现象学和行为结构的作品中提出了理解事实的原则："我们研究事实，不是为了验证某种超越事实的假设，而是为了给事实本身赋予内在的意义。最重要的是人们对某些事实的整体性和细节的严谨性的接受。"[8] 在这里，事实的内在意义其实很难确立，似乎每天交织于空间内部和空间里的行动者之间。就理解此地本身而言，这里的感官秩序可不是什么无关紧要的东西，相反，对此地的感受集中描绘了治疗体验——它的事实性（factness）。

至少从身体感的叙述来看，感受是药物依赖的核心。米歇尔·塞尔（Michel Serres）将感受描述为身体与世界及其自身融合的最主要的手段。[9] 身体并非空空如也地等待意义的填充，同理，让-吕克·南希（Jean-Luc Nancy）写道："身体已经被其他身体填满了。"[10] 我在接诊室里第一次见到杰夫时，他已经接受了几个月的治疗，并在日常生活中"找到了自己的位置"，然后又回到了街头。杰夫是个可以事无巨细地向我描述戒断期身体感的人，第一次会面后他就被带去了一个房间，他向我描述了被关在这个房间时身体在戒断期所感受到的症状。在短短的人生路上，他已经历了不止一次戒断，不过他认为每一次之间并没有可比性。杰夫最终在治疗中心找到了能帮助他维持自己感觉的秩序。临床治疗为他的生活带来了稳定的锚点，而稳定则是保护他免受伤害的盾牌，防止生活失去意义，具体点说，可以让他免受思想、环境以及身体感的侵蚀，否则他就会再度回到吸毒与暴力中（至少在短时间内如此）。认为治疗仅仅存在于定义它们的空间之内的活动（心理－社会咨询、监测或开药）中这一观点是过于简化的。治疗是由空间所承载的。

感官与日常生活

我初来治疗中心时注意到的第一件事就是声音，准确来说，是在我快要离开的时候才注意到的。当我往停车场走的时候，忽然铃声大作。在改造过的古老修道院中，巨大的声响回荡在大厅与楼梯间，也回荡在我的脑海深处。每当铃声响起，我都感到头疼欲裂。当然这铃声也有实际的用途：它告诉人们课程时间的变动，提醒小组活动该结束了，告诉人们该吃饭了，提醒人们院内爆发了肢体冲突，同样也告诉我在一天之中何时可以打扰他们。

这声响恰恰证明了治疗中心里的生活是如此千篇一律。我发现住院部的工作人员在走廊上无所事事地等着这一天下半场的开始。几个工作人员和社工在外面抽着烟聊着天，时不时看看手表，等待进入小组会面、上课以及治疗的环节。只有趁着这难得的空档，我才能找我的调查对象问问题。一开始收集到的报告总是过于简要，他们对一些行为也只是泛泛而谈——有些人既"表现良好"，也"行为出格"。人们用这些陈述来评估治疗效果，但基本上都是描述和工作人员的互动。以梅根为例，她大大方方地承认一点也不喜欢工作人员，她和我开玩笑说，嗑药就是为了应付那些来教她做人的"江湖郎中"以及"好为人父（母）"的家伙。她故意向工作人员挑衅以求被关禁闭，这样就不用"看他们这些'过来人'的脸色了"（"过来人"指许多工作人员以前都是瘾君子）。梅根讨厌治疗中心里每天按部就班的生活，她竭尽所能想要摆脱这种感觉。我相信她愿意跟我说话，本意在于打乱这一眼望到头的生活节奏。

说起与工作人员的相处，我也有自己的难处。我在治疗中心里模糊的身份以及局外人一般的言行使我威信全无。"我就非得搭理你不可吗？"这就是我第一天到这里，提出要加入女员工们的谈话时收到的回敬。其他人（包括医生）不知道"孩子们到底是怎么回事"，我在与工作人员交谈中听到这样的抱怨。似乎存在某些我（和其他人）无法了解到的内幕消息。

这里的许多工作人员都有药物滥用的经历，并且他们也乐于跟青少年分享自己的故事。也许是因为感同身受，住院部的工作人员和青少年之间的关系似乎很特别，但这也不代表百无禁忌。有一次，主楼楼梯间爆发了一场打斗，两个女生互相揪着对方的头发，几个工作人员意欲上前拉架，只见她们一会儿敲打三楼楼梯间的窗户，一会儿大喊大叫，一会儿恶言相向，一会儿四处乱踢。工作人员好不容易把这两个女孩拉开，一个黑人阿姨拉开其中一个小个子的女生，这女生转头对她说了几句话。然而此时旁观者早已围了个水泄不通，你一言我一语，哪还听得到那女孩说了什么。不过她那几句话激起的反应却是显而易见的，阿姨一个箭步便要冲向那女孩，却被另一个年轻一点的男员工拦了下来，即便后来那个小个子女生被带去走廊上的空房间后，阿姨仍旧怒容满面。

我一整天都在好奇女孩和工作人员到底说了什么。整个事件有点戏剧性，却也不算太过火，但对我而言，是一成不变的生活里一次可喜的突破。我不停地在大厅、社工的办公室、前台和他们吸烟休息的地方转悠，希望在某一个时刻能听到人们聊起这件事的八卦。但最终我还是得张嘴问人了。"哦，你说那个啊，那个小姑娘确实和×××（住院部员工的名字）走得很近。之后×××（那个小姑娘的名字）走过去说要一起来点那什么的胡话，你懂的，然后就把人惹毛了。"一个年纪稍大的社工抽着烟，在吞云吐雾中跟我说了事情的来龙去脉。说白了，那个小姑娘说她们得"来点那什么"指的是静脉注射海洛因，但那个工作人员已经戒了三年多了。而和另一个女孩之间的纷争则是因为新来的小伙子，那个"瘦小的白人女孩"觉得另一个女孩想要横刀夺爱。但感情的事与对工作人员说的话没有任何关系；工作人员在拉架时，反倒是因为自己的药物滥用史被将了一军，其权威被削弱了。

除这样的细节外，这场纷争其实并不起眼，甚至可以说不常发生。工作人员与青少年之间因为亲密关系建立起信任，并使青少年"易于掌控"，不过这也有可能会扰乱本来要维持的秩序。德文是我在治疗中心里见过的最渴望秩序的青少年，治疗中心里正式或非正式的时间安排，白天与黑夜的剧本是他生活稳定的必要条件。他告诉我：

我不要去想在这里做什么，谈论什么"用药选择"或是跟人捣乱。你只要跟着走，就可以屏蔽思绪。我就是喜欢随大流，知道不？

因为我见他站在楼上楼梯的扶手旁，探下身子张望，知道他一定也目睹了这一切，便问他怎么看楼梯间的那场争斗。

就是他妈的蠢啊！好好的不行吗？该上课去上课，该去小组活动就去小组活动。妈的，他们真的以为这里就是现实生活吗？我告诉你根本不是的，去他妈的，让做什么就乖乖做什么啊。

德文时常为打乱生活节奏的事生气，哪怕是小打小闹以及看见工作人员失态也会让他动怒。

与这里平时的喧闹相比，争斗引发的骚乱根本不值一提。德文怎么会在一天的时间里进入到急性感官过载的恍惚中呢？我一边吞下三片阿司匹林一边用陈述句的方式问道："你其实也不知道有人打架或者逃跑，这里每时每刻都很吵哎。"德文扬了扬眉毛说："说什么呢！当然能听出来。"他继续解释这些声音之间的不同，你可以听出人们只是在开玩笑或是真的有什么事情发生了。对德文而言，日常的声音是白噪音，一旦有了变化也就不难分辨了。我问他这里有没有安静过，他说：

晚上的时候，当人们都累得没力气折腾了，就很安静。你能感受到那种安静过头的感觉。我尽量让自己在人们东搞西搞的声音消失前睡着，不然我就会开始胡思乱想，觉得心里很难过，然后就会想来根雪茄或者来点那什么。我知道这听起来很操蛋，但我就是受不了安静，我就像那些经历了战争创伤的人一样，炮火声、直升机轰隆隆的声音已经成为生活中的必需品了。

我有必要在"创伤"一词上稍作停留。这个词在某一时刻进入了治疗中心的日常用语中，并逐渐被工作人员和住院者频繁使用，以至于完全淡化了其本意。"创伤"和"PTSD"（创伤后应激障碍）为解释（并解决）过去与现在提供了一套术语。[11]并不是说心理与身体上的创伤对治疗中心的青少年而言无足轻重，而是无法忍受安静其实另有深意，在这一点上，我似乎与我在治疗中心交谈的青少年产生了共鸣。当喊叫声与欢笑声回荡于古老修道院的围墙和我的脑海之间时，我循着声音便能找到当天的活动在哪里进行。德文则用声音来安抚自己，噪音即为日常生活，如若听不到的话，就会沉浸在内心思绪中。

"遭逢"

同一天内，我用不同的方式认识了德文、杰夫和泰。恰好这天我在接诊处闲坐，喝喝咖啡，还和护士聊了好几个钟头。在这消磨一天，安全又不碍事，甚至还有几分安逸。

德文和他妈妈以及一位社工在接诊处坐了一个小时，他当时只有 17 岁，在当地的少管所待了一阵后，便回到了他妈妈在巴尔的摩西边的房子里。我每天开车往返于治疗中心时，都会路过他家两次。三周后，德文离开了治疗中心，去他那儿打卡成了我每日例行的公事——即便"打卡"只是意味着瞄一眼他母亲那排房子，看看里面有没有人影。我每隔一个星期左右就会去看看，希望能在他打零工（快餐店、做清洁、收废金属、打理草坪）赚钱的间隙遇见他。

几个月来，德文除了经常抽大麻，还一直在吸食海洛因。妈妈抓到他和朋友在家吸毒后，就说服他去治疗，不过她所谓的说服其实更像是威胁——若有异议就把他扫地出门。"他这是要步他老爹的后尘了。"德文的妈妈跟我说这句话时，已是初次见面后的一年了。她说德文的生父与继父的死都和海洛因有关。德文三岁的时候，他爸爸就被一群小年轻围殴致死，后来他妈妈改嫁，但也仅仅过了五年，他继父便因糖尿病引起的昏厥离开人世，于是德文的妈妈又成了寡妇。在五年的婚姻生活中，她丈夫一直断断续续注射海洛因，尽管从我们的谈话中得知她丈夫的糖尿病早已经无药可治了，但德文的妈妈还是将他的死归咎于药物滥用。

德文瘫坐在椅子上，两条腿大喇喇地伸开，整个人几乎和地面平行。接诊护士一边量血压，一边问了他一系列关于过敏、用药史以及个人信息的问题。他最近才开始使用阿片类药物，用量也有限。

德文在治疗中心待了没多久就出院了，上次和他谈话已是三个月前的事了。他妈妈打电话跟我说德文被送去巴尔的摩北边的谢泼德·普拉特（Sheppard Pratt）精神病医院了，而这天正是德文出院的日子。我说如果有需要的话，我可以开车送她去接德文。她说好，于是我们便在车上聊了起来。

"他其实很温和的。都是因为大麻，才魔怔了。"德文的妈妈跟我说道。她不知道德文是因为什么和人起了暴力冲突，导致他被送进精神病院。德文被警察送去急诊室处理伤口，然后从那里直接被送进了约翰斯·霍普金斯医院的精神病科。一天后，他被转送到了谢泼德·普拉特精神病院，具体入院时长不得而知。虽然德文的妈妈必须同意他住院，但她却对相关细节一无所知。

德文的妈妈去医院接德文出来，我就坐在车上等他们。几小时后，她带着疲惫且战栗的德文回来了。"你能送我们回家吗？"她问我。她的语气已经告诉我，她跟德文讨论去精神病院治疗的事情并不顺利。

在回家的路上，德文沉默不语，只是望着窗外发呆。他妈妈也坐着一言不发。车开到他们家门口时，德文干脆转过身沿着街道走开了，留下他妈妈一个人站在房前的台阶上望着他远去。

病历

社工跟我说上周新收治了一个人，我可能会有兴趣和他聊聊，于是这天早上我都在主楼四处找他，他就是泰。我找遍了他寻常出没的地方（日校、护士站、咨询室），但一无所获。我决定去翻一翻他的病历，或许里面有线索提示我上哪儿能找到他。

我惊讶地发现，仅仅通过阅览一个人的病历，就能迅速在脑海中刻画出他的形象。临床医学与心理学的评估绝不是中立的，他们拥有指导性的力量——一个临床上的景象，并非仅限于临床医学。我从病历中得知泰是个经常酗酒和吸食大麻的人；断断续续地使用阿片类处方药已经两年了；曾三次因相同的罪行被捕并被起诉，不过档案中没有记录逮捕的细节；他和姑妈住在一起；他抽烟，显然是

天 包的节奏。从他签署的 系列有关治疗目标的"协议"中，可以发现他写字歪歪扭扭，笔迹犹如一个小孩子；他 HIV 阳性；住在巴尔的摩。

五天后，我才真正见到了泰，他一直在戒毒，但据说并不顺利。当我终于有机会和他坐下来的时候，他却不愿意开口，只是盯着地面，下巴靠在胸前，像是和自己的肚子说话。每当我问他是不是不想和我说话的时候，他又说没有啦，说"聊聊也成"。

关于治疗中心内外的话题，我们总是聊不下去，而且总是纠结于眼前的问题。在治疗中心内，他和其他青少年置气、打架，抱怨护士的态度，他还怀疑一个比他小的年轻人老是偷他的烟。在治疗中心外，他一直说着在各种公共场合如何不被尊重。我们的对话总是被带跑偏——他既然说了这些，那更多其他内容就不会说了。或者说，就算他是真心想说些细节，也是经过层层加工伪装后的细节。

得知姑妈病了之后，他才跟我提起成瘾一事，以及他作为 HIV 阳性患者所面临的问题。他"讨厌做一个药物成瘾者"，也讨厌在艾滋病诊所治疗和吃药时别人投来"异样的眼神"。别人把他当病人看，破坏了他想塑造的自我形象。他不顾一切地想要获得"尊重",想要看起来不好惹,想让别人对他敬畏三分,却并不清楚到底是想让谁因为什么而对他心生敬畏。但事与愿违,他大部分的时间都只是窝在姑妈家中。他跟我说:"我不打搅别人,内心世界已经够我受的了,别人再来招惹我的话,就真他妈要疯了。"即便是这样的说法也依然难以让人信服。我们从未讨论过他病历中那些事情的细节,直到后来,他的姑妈不久于人世时,我方才意识到正是这些琐碎细节让他变得如此脆弱。

海瑟

在治疗中心翻找病历表时,我看到了海瑟的三份单独文件。每个文件都订着一张拍立得相片,我将三份文件排开,照片中的海瑟看着越发恢复了神采,但直到留意了日期之后,我才发现自己完全弄反了,照片中的海瑟实则每况愈下,面带病容、形神枯槁。我起初误认为的第一张照片,实际上是最后一张,照片里海瑟甚至都没有看镜头,像是完全不知道镜头的存在,又或者她的状态已经无暇顾及这些了。

我遇见海瑟的时候,离她结束最后的疗程只有短短几个月的时间了,随后她就从少管所系统中消失了，我也无法与她保持联系。失联了几个月后，我才从临床工作人员那里得知，她被送到特拉华州的亲戚家生活，然后，她又回到巴尔的摩的某个寄养家庭里生活。

海瑟渴望规矩（structure），但更渴望与外部世界的联结。治疗中心里井然有序的生活让人有归属感。治疗让她静下来，她暗示说这可以让她在纷纷扰扰的世界里稍稍喘口气。她知道治疗中心里有别的小伙伴一直都愿意接纳她，不论自己状态如何，海瑟都觉得似乎治疗中心才是自己的归所。

海瑟说"处于治疗之间"的日子是最难熬的，十分渴望"外面"的生活。她和一个比她大很多岁的男友一起滥用处方药，随后第一次被送来这里。据说她很迷恋男友，我们谈话的开始与结束也都绕不开他。"治疗有效果吗？"我问道。"有哇，我男朋友觉得我应该戒一阵毒了。我的瘾有点大，快要控制不住了。"她接下来便开始说起跟男友的感情状况。"我妈很讨厌他，但是男友说我离开这儿就可以搬去跟他住了。"这里的工作人员也对海瑟的感情纠葛给她的治疗带来的影响深表担忧。

海瑟的拍立得相片呈现的记录比任何临床评估都明显。她第三次来到治疗中心时，头发已经漂得近乎白色，再加上她那苍白的肤色以及凹陷的面颊，看起来竟有几份似鬼。我试着与她交谈几句，她除了回答"是""不是"和"不知道"，似乎再也没有了交流的能力。最后一次谈话时，我问起了她男友的情况，她却只是盯着地面说："不知道。"之后，一个护士提了一嘴海瑟男友的事情："她回到家时，那男的干脆把门一锁，赏了她一碗闭门羹。"当海瑟离开治疗中心后，之前她一直在脑海中构想的与男友的美好生活图景再也无法成为她的精神支柱了，她成了彻头彻尾的漂泊者。

杰夫

杰夫是我追踪最密切的青少年之一，却忽然之间失去了联系。初见他时，他面色苍白，身有淤青，满头大汗地想努力在接诊室的椅子上坐定。我请他喝汽水，他却只是攥在手里，直到护士带他去脱毒，才拧开瓶盖喝了一口。护士摇摇头说："这不会是我们最后一次见到他。"

但这次还真是。

治疗中心的活动是在重建秩序，除了修辞学意义上的"康复，意味着一种自愿以清醒节制、个人健康和公民身份为特征的生活"[12] 以外，核心的目标是身体健康（being well）或是逐渐好转（getting well ），但这个过程不是重建（reordering），而是建立（ordering）——建立一种新的状态。科特·戈德斯坦写道：

> 身体健康意味着行为有序，能够进行以前不能进行的可能行为。但是新的健康状态和旧的已经不是一回事了。康复是一种新达到的有秩序的功能状态，是一种新的个人规范。[13]

戒断过程指人们"通过（药物或其他方式）经历一段不适期，直到他可以建立新的结构，重新建构自己的世界"[14]。新的个人规范并不是从外部获得的，而是在个体之中发现的。以阿片类成瘾为例，我们不知道"不适期"究竟是从什么时候开始的。杰夫在戒断过程中，因为体内缺乏阿片类物质，引起了流汗、恶心以及疼痛——种种确切的不适感，他描述当他吸毒的时候，自己的身体是沉默的（"真是太他妈静了"）。

沉默和健康有自己的谱系。乔治·康吉莱姆在他的著作中一次又一次地提起医师雷内·勒里什的那句话："健康意味着与器官沉默相处。"[15]康吉莱姆在一篇强有力的论文中，深入探讨了勒里什主张的健康的哲学基础。[16]如果对健康的定义仅仅在于其不在场的状态，我们又该如何去理解新规范的建立？在杰夫的案例中，他吸食海洛因及滥用处方类止痛药所带来的沉默，恰恰被别人看作是危险与病态的。对杰夫而言，这种沉默正是在恢复健康的过程中需要治疗与纠正之处。米歇尔·塞尔在写到感官时问道："当身体不再保持沉默，我们会听见什么声音？舒适、开心、痛苦、病痛、安慰、紧张、轻松——是低语还是哭号？"[17]继康吉莱姆后，塞尔告诉我们，沉默是疗愈的核心，但是沉默本身什么都没有告诉我们：

　　无论痛苦与疲劳会怎样折磨我们的身体，让我们忍受成千上万种疾病的苦楚，让我们被工作和挫伤压垮，它总是设法为自己在一个未被污染的空间周围筑起一道保护墙。在这个空间里，不管打击会有多深远，因喜悦和期待而颤抖的自我可以看到永远存在的危险和即将到来的死亡。每当一个外部屏障被破坏时，它就会重新开始，形成或建构一堵新墙……朝着沉默大声呼喊。[18]

　　仍待解决的问题是："人们如何描绘某些事物的缺席，哪怕（尤其）是向自己解释清楚？"如果沉默变成疾病和健康之间的面纱，在正常与病态之间建立起了双重意义或是两组不同的价值，那么其再现（representation）就显得非常重要，同时也非常脆弱。之所以称其重要，是因为它是疾痛的价值比较之所在；之所以称其脆弱，则是因为对吸毒而言，正常与病态之间的界限其实非常模糊。

再现与成形

1981年，德勒兹为英国画家弗兰西斯·培根写了一本极具独创性的评论，书的副标题"感觉的逻辑"道出了德勒兹分析的概念核心。[19] 德勒兹对培根作品风格的转向很感兴趣，他从早期一板一眼的再现方式变为通过画作直接传达"人物形象"的"感觉"。[20] 在培根的作品中，人物的身体成为展现感觉的支架，培根一直钻研如何画出感觉——也就是记录感觉的事实。

感官体验的问题同样也是再现的问题：如何描绘感觉？是通过视觉还是别的什么方式呈现出来呢？栗山茂久（Shigehisa Kuriyama）的作品中记录了他与中医接触的经历，从医学的角度描述了感觉是对身体本身的定义，因为感觉是生命体的体验方式。[21] 感觉和对疾痛的描述性的语言形式构成了医疗对象。栗山茂久提出的是，从身体不适的广义概念出发，转向牢牢抓住肉体"现在时"症状的观点。德勒兹在培根的画作中发现了类似的理念，对世界的种种体验可能有一个共同的源头。在培根的作品中，人物之间的关系并不依赖于叙事，这种关系"源于同一个事实，属于同一个独特的事实，而不是讲述一个故事或指代不同的对象"[22]。

德勒兹在培根的画作中看到了对在场的坚持——使已经存在于图像中的东西凸显出来。同样，米歇尔·福柯的哲学概念正是将存在之物凸显出来："使可见之物凸显出来，也就是说，要使那些与我们如此接近、如此切身相关、如此紧密地联系在一起的东西凸显出来，但也正是因为如此，才未被我们察觉。"[23]

与这些青少年的谈话提醒了我，他们无法"讲述"某些形式的经验，因为叙事有其局限性，无法再造（再现）身体感。就像培根在画里划定了身体所在的空间（通过创造圆形的区域，把人画在盒子里面，画在房间里、椅子上、床上和地毯上等），我试图用同样的划定方法来捕捉在阿片类药物戒断过程中，青少年所"感觉"到的同样约束以及遭遇到的相同困境。

感受的空间

我对戒毒房的印象来自他人的描述，而我自己没有进去过。这些房间位于治疗中心一个独立的两层建筑中，是个较新的区域，人们管它叫住院大厅。房间内低矮的天花板下有几张简易的小床、几把椅子、刷得明亮的墙壁、一张小桌子和几张毯子，这样的语句似乎可以描述任何一个房间。我直到今天都没有冒险走进去，我的叙述也无法传达出在那里待过的人们所说的那种持久的情感力量。他们对那里的记忆深入脑海，对我这个只能靠道听途说的人而言，如果只向我做出客观描述实在是辜负了我的信任。为什么我那么在乎房间的样子？是太过迷信经验主义吗？在这些特定事件中，对房间的感觉才是真正重要的。因为在没有空间感的情况下"目睹"空间是巨大的诱惑——一种通过我自己提供事实填补空白、补充或确认细节，解决我听到的故事中出现的矛盾或背离事实的问题来完成故事的诱惑。最后，我并不在乎事实本身——我在乎事实起了什么作用。

杰夫详细描述了他被关在房间里时身体上戒断症状的表现。杰夫不是第一次经历这个了，但他坚称这些经历之间并没有可比性。他跟我说："这不是个熟能生巧的事，反而更像是遭遇一连串的车祸那样，只会越来越糟，哪有他们说的'我们再来过'那么简单。"阿片类戒断的身体反应（物理反应）一般来说不会危及生命，但是杰夫的叙述表明了其对生命完整性的威胁。生命再也不是自认为的理所应当，就像杰夫所说的那样，戒断的过程将个人推入"徘徊于生死之间的状态"。

在治疗中心里，人们用药物（尤其是丁丙诺啡）治疗急性阿片类戒断。此外，院内也会尽可能地提供积极的护理与安抚，有些青少年要求治疗中心加强对他们的戒断期间看护。医护人员解释说他们总是出现一些症状，比如激动、心动过速、高血压、恶心、呕吐、出汗、腹泻、易怒和焦虑。我问其中是否包含疼痛，他们回答说："那是当然了。"戒断反应的开始通常与下一次习惯性用药的时间相吻合，对很多人来说，往往在戒毒之前就出现了戒断反应。例如杰夫，上一次吸毒后的四个小时就迅速出现了戒断反应。他每天用一克不到的海洛因，还有几颗维柯丁（Vicodin）、奥施康定（Oxycontin），喝一些酒（烈酒），抽几根烟，喝些功能饮料（特别是红牛这样的功能饮料）。他的心脏怦怦跳。我在护士站询问杰夫的情况，护士读了老长一段症状清单："他坐立不安，一直打哈欠，用光了一整箱舒洁（面巾纸品牌）来擤鼻涕，瞳孔放大，但是人没问题。"她摸了摸杰夫的皮肤，告诉我那只是"鸡皮疙瘩"。在这之前，杰夫在来的路上只吃了泰诺。护士努力安抚杰夫，并跟他说"到明天早上就没事了"。杰夫坐了起来，想要喝一杯水，但却流着口水吐了出来。

第二天，杰夫已经严重脱水，却还是吐个不停。他一站起来，血液立刻往大脑冲，于是只得像胎儿一样蜷缩在床上。

杰夫在描述自己的经历时，对戒断和清醒有充分的了解。

杰夫：护士们根本不懂你躺在那里时的恐惧，浑身都被自己的汗水浸湿，冷得要死。我听到他们在走廊大笑，就觉得："他们在笑我。"我有时觉得："他们故意给我假药让我感觉很糟，想给我个教训。"再凶狠的人只要感受到这种痛苦都会乖得像个孩子，这不像是中了一枪，也不是被人狠揍而努力强撑下去，而是你浑身都没了肌肉，虚弱得不行。

梅达德：舒倍生模拟的戒断反应会让人感到不适。但是他们会调整剂量，使症状逐渐减少，对吧？（这似乎是个让人放心的准临床的解释，只是听来有些悲哀。）

杰夫：我不知道，你根本不会考虑到症状是"少"还是"多"，你只是感觉到了什么，你甚至不相信"没事，会变好的"。我知道我身上发生了一些什么，他们都跟我解释了，但好像都是废话，我根本没空理会。我打了个冷战，然后出了一身臭汗；我倒也不累，但还是哈欠连天；腿痛得厉害，只得对着空气乱踢一气；我像个小屁孩一样拖着鼻涕。

梅达德：你有没有从别人那里听到过类似经历的描述？

杰夫：拉倒吧！我可不像你喜欢记这乱七八糟的笔记。（大笑）没有，没有人跟我说这些鬼事情。你觉得我想承认这些狗屁事情吗？而且还是对你说！我能感受到皮肤下面的骨头。如果我想吐，我就吐了，而且我就是想了这么一下。我一直在想着吃鸡蛋然后就吐了。（大笑）鸡蛋而已哎！这得多糟糕！我想着吃东西——我最爱吃汉堡，但我就这么动了个念头，我的喉头一紧就吐了出来。

梅达德：你自己会熬过去吗？因为你知道以前的感觉是什么样的。

杰夫：没人知道会是什么样。根本记不得，我祈祷过。我搞砸了，是吗？

梅达德：我不知道。

杰夫：你听不清也看不清，你感觉自己的手臂特别长，身体由内而外地发痒，连个破拳头都攥不起来，你很想去咬东西，但是只要一张嘴就好疼啊；你脑子里想起什么，但就是没法张嘴说出来。不过几天之后，药物开始发挥作用了，你就忘记了几天前自己有多可笑，然后你就会说"我挺好"。

梅达德：这种记忆犹新的感受会不会有助于你好好服药戒毒？

杰夫：不，那不行。你一开始用药吧，就感觉还行，尽管知道事情一团糟但还是感觉挺舒坦。我可以工作。我不骗你，如果我不是成天嗨过头，我现在还在贩毒呢，我在外面贩毒，得保证自己一直不吸毒，如果嗑了药的话，人家什么都不让你经手了。你自己嗑了要卖的货，那可不行。我是说，你要是从存货里搞一点自己用，数量就不对了呀，回头就有人来找你算账——要死人的，我是说真的。我知道我不嗑的话，会有预感，我想："就是今天了……"

但是从不吸到吸，我都不知道这种转变是如何发生的。你根本感觉不到，我意思是说你知道"我往身体里搞了点东西"，但似乎也没什么特别的感觉，但你能感受到它在你体内消失了，千真万确！

但是摄入时就感觉很正常，你什么感觉都没有。

梅达德：所以现在你没有毒瘾了？

杰夫：也不是，我一直都在吃丁丙诺啡，得吃到我完全好了。我他妈还是个瘾君子啊，但很快就不是了。去他妈的匿名研讨会，全他妈都是废话，那些个"你好，我叫谁谁谁"也他妈都是废话。"你好，我的名字叫草泥马"，（大笑）我好了的话就再也不想来这儿了。

梅达德：所以，丁丙诺啡让你觉得还是在依赖药物吗？

杰夫：对啊，我是说你能感觉得到那么一点，但主要是自己知道自己还是有瘾呢。

杰夫对戒断的描述不仅仅是对过程本身的简单叙述。他认为毒品进入或离开身体的过程，如同强迫与占有，这样的洞察力让人叹服。然而，有些事情是无法描述的，他说来说去，就是为了准确找到他的感受（"不像是中了一枪""也不是被人狠揍"）。他还会抓着自己的胳膊、腿或肚子，表示自己哪里疼，又或是用力抓着自己的衬衫，连皮肤也揪起来。

但正是这一转变，似乎反驳了从诱导到吸毒再到戒断的标准叙述。那一刻，即使他有意识地摄入药物，也是迷迷糊糊的。他知道药物在体内消失是因为体验到了疼痛和不适，但这并不能说明他把继续使用丁丙诺啡当作替代疗法，反而将其视为"依赖某种药物"。杰夫从两个方面感到毒瘾：第一，他知道毒瘾让他没了工作，即贩毒；第二，当他戒毒时，他只在戒断中感受到毒瘾。

杰夫在说到"没了毒瘾"的时候显得很有精神，他用舒倍生治疗，并且意识到这对戒断有帮助，但认为不会长此以往下去（或者说结局是未定的）。正如我在最后一章所说的那样，杰夫的确不碰海洛因和其他阿片类成瘾药物了，包括丁丙诺啡。他不用再接受治疗，也不去看门诊了，他重新回到了老本行，在巴尔的摩的西边贩毒。由"成瘾"到"脱瘾"也结束了我和他之间的关系。最终，杰夫成功戒毒，这也让他重回毒品交易的危险中。

失败的艺术家

每当我想起杰夫如何描述他戒断期的经历时，弗兰西斯·培根的《床上人物的三张习作》（*Three Studies for Figures on a Bed*）便在我脑中挥之不去。一个（或多个）身体在床上扭动的图像实在太有冲击力了——也许因为我以前是画家，所以这幅画太深入我心，那种被限制的不完整的感觉，铺天盖地向我涌来。

培根画的人形怪诞而又有动感，但没有一个是完全成形的。他将这些"形成中的身体"保持在划定的空间里（有时在地板上的某一区域，有时在身体周围漂浮的盒子里）。他们或是不完整，或是在不断成形中，但总是被困住。这种努力控制的形象，不断形成（或拒绝），我将其视为深刻的民族志问题。只是这太明显了，反而无法将临床内外治疗中的所有转变都叙述出来。沿着戈德斯坦和福柯的讨论，个人叙述的连贯性旨在让人们看到和听到的事实有意义。并不是每次谈话中都会提到吸毒或是戒毒。治疗中心的访谈和家访收集到的资料共同组成了他们与病共存的故事，治疗的意愿和社会条件以及身体条件密不可分。复述的时间性在现在、过去和未来间来回穿梭，民族志的叙述勾勒出人物的轮廓（从德勒兹的意义上说），填补进一些细节，也隐瞒一部分事实，并随着时间推移而产生一些记忆的扭曲。此外，民族志中也对比了青少年药物治疗经验的两种不同的假设：成功或失败。这里集合了那些不是模范患者，但却模范地（或表演性地）依从药物治疗的青少年，以及不依从治疗，但却永

远地摆脱了毒瘾的青少年。从"成功的结果"或是
"失败的结果"开始再现民族志或临床治疗，都有
可能与青少年的治疗经验背道而驰。泰、德文、海
瑟和杰夫，每个人都勾画出了各自不同的生命图景
和各自经验的大致轮廓，用这章开头巴什拉的话
说，创造了一个新的世界。

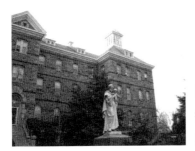

图 1 治疗中心主楼入口，前修道院正面视图

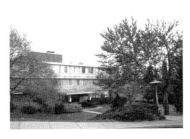

图 2 住院大厅，毗邻治疗中心入口

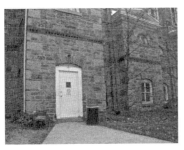

图 3 员工吸烟-休息区

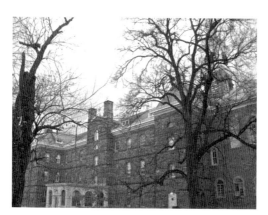

图 4　治疗中心的后视图

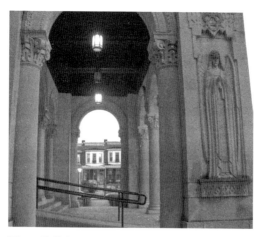

图 5　从教堂入口看到的附近的居民排屋

第三章　照护的挪用

我在这章分析了阿片依赖治疗中的变化，从专门的治疗场所到基于办公室的诊疗环境，不仅是临床地理环境发生了变动，这也迫使人们在各机构之间以及在个人对成瘾治疗的期望范围内，根据接受的治疗重新构思照护的转变。通过与青少年劳拉之间的互动，我希望能给大家打开一扇窗，让人们看到在治疗内外，药物治疗的价值以及照护的价值。

选择与照护

在成瘾与治疗中，选择与照护有何关联？滥用药物的青少年，总是做出许多伤害到自己的选择，正如一位临床医生常常挂在嘴边的一句话："孩子们很擅长做出特别差劲的选择。"但就成瘾而言，我们无法一眼看穿"选择"或"决策"的性质。一个人依赖让自己身处险境的药物——究竟是因为在寻欢作乐中迷失了自我，抑或根本就是对自我的漠视？一方面，要是认为青少年在成瘾的问题上任意妄为，那可就太天真了，成瘾的后果是真实可感的；另一方面，要是假设吸毒和治疗只是意外的选择，那也挺站不住脚的，部分是因为结构条件与个人情况限制了——但有时也打开了——选择的能力与自身的能动性。尽管如此，一些像是自由意志、自我决策之类的概念，在与成瘾治疗有关的自我照护评估中也起着一定作用。我们该如何看待"错误决定"可能带来的伤害（比如人际暴力、生病以及迷失自我）？矛盾的是，有时这种伤害会以自我照护的形式表现出来。

劳拉

研究一开始，治疗中心的医务人员就把劳拉介绍给我认识了。相比于调查中的其他青少年，劳拉的人生经历说不上坎坷，家庭环境也不复杂；相比于其他人的父母，她的父母也不是"穷忙族"（working poor），反倒颇有几分中产阶级的遗韵。但是，劳拉的阿片类药物滥用史却与治疗中心里的其他青少年无异。她从 14 岁开始就一直在滥用处方药，至今已经有两年了，最开始是和男朋友一起嗑药，然后就一直没断过，直到有一天父母"不顾她的意愿"、"强迫"她去接受治疗——劳拉当时"大喊大叫、胡踢乱踹"（引自她妈妈的话）。

与劳拉见面之前，她已经入院接受过一次治疗了。两次入院的间隙，她在巴尔的摩看了私人医生，医生给她开了舒倍生。但是从劳拉的描述看，治疗似乎并不成功：

有些事你得明白，可能也只是我的看法啦，我觉得没理由吃几颗药就能包治百病。药本身才是问题所在，至少对我来说是这样……我吃起药来很有一套的。（大笑）我服药（舒倍生），但我也嗑药（别的药），那我就得吃更多的丁丙诺啡，然后医生就会说："你还在嗑药！为什么啊？治疗不是有效果吗？"我就说："我干嘛不嗑？"每当没有人注意的时候，我就觉得我可以为所欲为。那个医生人挺好的，但那又怎么样呢？

我问劳拉怎么看没法相信人们会遵医嘱服药这件事——这也是我和她在治疗中心对话的主题。

梅达德：你觉得只是舒倍生比较特别吗？还是

说换了别的药，人们也一样？

劳拉：不，就只是这个药吧。其实也不是，我觉得所有的药都一样啦。人们也没有按医嘱服用抗生素啊，不然为啥我父母的橱子里有十来个只吃了一半的处方药瓶？你觉得自己好了，就停药了，就是这么回事。不管别人多恼火，我吃药的时候，自己的感受才最紧要。

梅达德：所以你在服用舒倍生的时候，也是觉得好了就停药了？

劳拉：不，我还是继续服药的。虽然吃起来像是在舌头下面塞了个硬币，但我还是坚持服药的。我没有理由停药呀，但我也没有理由停止嗑别的药啊。

我在和劳拉的谈话中发现了奇怪的一点，相比于住院治疗，劳拉反倒更容易在看私人医生的时候重蹈滥用处方药的覆辙，不过这不是重点。她坚持服用舒倍生，打算继续接受住院治疗，并且在住院期间就不会嗑其他药了。"我是这里的一部分。"她对我说道，但究竟是"哪一部分"，她却说不清了。

随着与劳拉在治疗中心的聊天越发深入，我也越发清晰地了解到她和里面年轻人之间的联系。待了几周后，劳拉的行为举止都发生了变化，她掌握了新的语言表达方式，开始用一些诸如"毒品的选择"和"我的滥用史"之类的术语，就像参加了无数次小组治疗后的青少年一样，这些短语轻轻松松地从她嘴里蹦出来。等到转去强化门诊治疗的时候，劳拉为离别分外感伤。我看着她与工作人员以及很多玩得好的青少年——拥抱告别，能离开这儿本是充满希望的一件事，但对劳拉而言，却满怀悲伤。

劳拉来看门诊的时候，我便借机跟她聊了聊，她说还是很想回去，想再住院。我问起她对未来有何打算（比如上学、工作或是什么时候去学车），她却茫然不知。之后，她再也没来过门诊，我问她妈妈发生了什么，她妈妈说劳拉去找原来的那位私人医生治疗了。

控制的局限

在我结束治疗中心调查的前两天，劳拉又被收治入院了，她看起来倒没有受戒断的煎熬，也不是嗑嗨后神志恍惚的样子，反倒是满心欢愉，如果真要说有什么不好，大概就是有些疲惫罢了。我问她为什么回来，她的回答很简单："我想这儿了呗！"

劳拉在治疗中心的时候，可是个模范病人。

"她超棒的，"其中一位社工跟我说，"但我想不通她为啥回来找我们，如果她出去后能继续保持，那应该不会有问题的。"在治疗中心里，劳拉依赖心理治疗和药物治疗，可是一旦生活中没有了这种结构或是什么其他可以依赖的东西，她就崩溃了。劳拉告诉我说："当我回到这里，实实在在地身处其中的时候，跟我在外面的感受全然不同，这跟治疗没有关系。"

劳拉很期待住院，她妈妈也察觉到了这点。"她特别喜欢这儿，但我们超级讨厌这儿。"劳拉第二次入院后，在一次家访中她妈妈说："我们觉得好像把她遗弃在这儿了。"爸爸也在一旁拼命点头。她继续说道：

我们希望她能做出正确的决定，我们也试着在家里给她一些空间，我们对她真的没有什么要求了。她可以去上学啊，去找朋友玩啊，我们就这么一个孩子，对她很好了。而且，她在学校也很受欢迎的。我们不喜欢治疗中心里的风气。她跟我说这里其他孩子的故事，听得我简直头皮发麻，什么滥交啦、强奸啦，还有艾滋病——这可不是我们劳拉的生活——可她却对这些孩子产生了认同感。我知道他们也是好孩子，哎呀，但还是有些不放心啦，我们真的尽心尽力了，连手心都没有打过她。

（劳拉的父亲插了一句："天哪，那怎么成。"）他爸爸和我从来都没碰过毒品，我就是生病了也不吃药，是药三分毒啊，我真想问问她怎么搞到这些东西的。

劳拉的父母坚称他们没有想要"控制"的意思，对他们而言只是"引导"。但是劳拉说起和父母的关系时，却说自己"有点想搞事情"。劳拉希望（在家外面）能有个地儿让她自己做"糟糕的决定"。尽管住院治疗中心里事无巨细的管理规定常常因为太过严苛而让里面的年轻人产生逆反心理，但是劳拉恰恰相反，反倒觉得在治疗中心里可以"独立生活"，因为这里有家中体会不到的自由。治疗中心的住院部，虽然"有很多条条框框"，但也有让劳拉像个"大人"一样生活的空间，她在这里可以自由决定"搞事或者不搞事"。劳拉将家（以及去私人医生那里就诊）视为自己没有选择、只能做出糟糕决定的地方。

照护的逻辑

安玛丽·摩尔在《照护的逻辑：比病患选择更

重要的事》中将病人的自主性和对健康的追求视为照护的逻辑和选择的逻辑之间的较量[1]。对于个人选择是治疗的前提一说，摩尔认为更重要的是，在看病过程中，人们需要倾听个体的声音。其中尤为重要的是，在医疗消费主义的大旗下，"选择"等同于对"美好生活"（the good life）的模糊渴望。她在书中写道："在照护过程中，我们要召唤的，是我们的心智，而非欲望。"然而，鉴于疾病的现实，照护也并不是全然理性的："我们的欲望或许不是理性的，但是就照护的逻辑来说，我们的心智也并不是理性的，相反，我们的心智充满了缝隙、矛盾和执念。"[*2]摩尔对照护和选择的区分将事实与价值区别开来——使得照护和照顾（caregiving）的行为和条件陷入非理性的境地，事实上，如此境地正是我们的共谋（complicit）。[3]

　　在摩尔的文章中，我们发现了将自我从集体中分离出来的挣扎。此外，她还提出了关于自我照护概念的局限和价值的问题，这些问题既有意思又很难回答。作为人类学研究的对象，人们只需要看亚瑟·弗兰克（Arthur Frank）试图调和"照顾好自己"所必要的隐瞒与在病中对"坦白"或"叙

---

　　* 安玛莉·摩尔：《照护的逻辑》，吴嘉苓、陈嘉新、黄于玲、谢新谊、萧昭君译，左岸文化，2018，第73页。

述"的渴望即可[4]。在《性史》第三卷中，我们看到米歇尔·福柯提出了"关注自我"的概念[5]。"自我照护"、教化或"照顾自己"，都重申了个体的重要性——还有一件有争议的事，即治疗过程中的活动（治疗阿片依赖）如何模糊了自我照护和与他人伦理关系中的照护所必需的条件——这一点在路德维希·维特根斯坦、斯坦利·卡维尔、伊曼纽尔·列维纳斯以及其他人的作品中均有提及[6]。此外，这些关系是如何通过一系列的治疗实践和暗中照护他人的行为来表达的呢？卡罗尔·吉利根（Carol Gilligan）的"照护伦理学"（ethics of care）[7]的确在一定程度上提出了解决方案——一种不囿于政治经济学或正义的抽象原则。[8]吉利根在作品中重申了照护在面向他人的社会活动中的价值，同时也说明了人类关系中的复杂结构——这也是米歇尔·福柯所关注的问题[9]。重新定义依赖关系的尝试是"照护伦理学"的起点，或者至少是在政治人类学的基础上重新建构正义理论的起点，通过这样的尝试来揭示道德主体的构成关系。[10]

照护，作为医疗干预的结果，必须考虑对象（药）以及使对象成为治疗载体（心理治疗、医嘱等）的行为。近年来，席琳·勒弗夫认为医疗技术及其重要性可以说涵盖了照护的特征[11]。像是"照护某人"这样的表述所承载的意义看似非常接近治疗干预的实际理想，有趣的是，这里的照护和治疗，在理论上（实际上）已经变得难以区分——这倒不是什么问题，但是需要我们反复追问关于照护的问题以及治疗的问题。照护，似乎存在于某一事件或某一瞬间，又或是一系列使其可能发生的条件（制度性的、主体间性）中的某个地方，这也让提供照护成为可能。这些条件必须包括受限制的能动性、患病的特殊问题、生物医学环境和一套复杂的正式与非正式的制度安排——使照护的逻辑和治疗管理的逻辑紧密结合，这些条件是作为治疗行动者的自我（但是治疗方向可能严重偏离轨道）和治疗学之间的一种联结——同时也联结了临床环境与进入其中的病人。

新布局

《药物成瘾治疗法》允许医生在高度受控的临床医学环境之外开具丁丙诺啡的处方，由此开辟了一个新的治疗空间[12]。2002 年 10 月，随着利洁时制药公司开发的药物获批，在办公室环境治疗阿片成瘾成为现实[13]。对丁丙诺啡相关条例的调整以及 FDA 对新药的批准标志着制药公司的胜利，同时也有助于倡导更全面的成瘾治疗。然而，随着乐观情绪的增长，人们也开始担忧阿片类处方药的滥用以及新的用药群体——正在使用处方类止痛药的年轻人以及本没有阿片类药物滥用史，但因为慢性病或术后疼痛开始依赖此类药物的老年人[14]——的形成。

乍看之下，丁丙诺啡的故事和三十多年前的美沙酮的故事类似。和作为治疗阿片类药物依赖的特效药美沙酮一样，人们对丁丙诺啡的期待已逐渐变为对药物转用和滥用的忧虑（或者至少是有关的）[15]，但是，二者仍存在诸多差异。从药理学角度看，相比于美沙酮，丁丙诺啡的副作用小很多，患者较少出现呼吸窘迫的不良反应，这比以前的任何替代治疗都来得更加安全且更具治疗价值。然而，最大的区别在于治疗环境本身。与美沙酮不同的是，人们可以在高度受控的特定治疗环境之外获得丁丙诺啡，私人医师完成药物滥用和精神健康服务管理局（SAMHSA）的一些简短的培训模块后，就可以在自己的办公室门诊开具丁丙诺啡的处方了。不必像之前那样，要把病人送到专门的成瘾治疗服务中心。突然之间，开处方的医师能够根据个人判断来提供治疗，这种变换也扩展了临床意义。[16]

然而，准确来说，尽管有这样的变化，但丁丙诺啡似乎还是卡在这两种相悖的叙事之间：一种是"相同"——重新产生对个体风险和公众威胁的担忧；另一种是"不同"——试图确保新药及其治疗方式能让临床医生更有效地处理成瘾问题，这是一种怀有新希望的说法。这些观点不仅在公众与专业讨论中引起了回响，也引发了医生、家庭成员以及病人之间对治疗期望的讨论。

从高度受控的治疗环境转移到办公室门诊不仅改变了治疗的空间，也改变了"成瘾治疗"的概念。[17] 虽然药物治疗的广泛应用带来诸多益处，但是其在公共与私人领域以及集体与个人之间的距离也愈发明显。[18] 基于与医生在私人门诊以及专门的住院治疗环境中的交流，我发现，这种距离不在于（或不仅仅在于）社会经济方面（将负担得起私人治疗与负担不起的人分开），而在于医生、病人和家人彼此所想象的治疗方式之间的分歧越来越大。

尽管有些许经济负担，但劳拉的家庭还是付得起私人治疗的费用的。不过从劳拉父亲的说法中可见，说到底这不是钱的问题。劳拉的父亲曾是海湾战争的中士，战后去了职业学校，然后就在退伍军人管理局（VA）的医院里担任维修主管。"你想不到从伊拉克和阿富汗回来的孩子要面对什么，"在对劳拉家访时他告诉我说，"那些沉迷毒品、不幸截肢、被绝望缠绕的人，哪怕我们曾并肩作战，现在也无法相互理解了。"劳拉的父亲十分担心战后回来的人们"迷失在体制中"的状态。"他们之前依赖军队，之后就依赖退伍军人管理局。我算走运的，未来还有盼头。但是这些孩子，我的天……"

劳拉的父亲很清楚，不想让劳拉迷失在一个"剥夺孩子未来的体制中"。他凭着一技之长让自己"拥有更好的未来"，这也直接影响到他想让劳拉远离住院治疗。"我看 VA 和这里（这个治疗中心）是同一个体制下的一部分，"他说，"要是就这么放弃她的话，我这辈子都不会原谅自己。"与其说社会阶层或是社会经济条件在公共治疗与私人治疗之间制造了差距，不如说（对劳拉的父亲来说）需要与这些地方所承载的意义保持距离——这一方面与体制相关，另一方面与照护以及对美好未来的承诺有关。

恐惧与承诺

用其他阿片类药物来治疗并不只是简单的替代而已，药代动力学特性只是其中的一个方面。[19] 阿片类药物的药理并非千篇一律，也不会以同样的方式（临床上、社会上、政治上）被人们所接受。吗啡、美沙酮和海洛因的止痛功能在历史上不同时期都发挥过治疗价值。最新的例子应该是在欧洲某些地区，人们用海洛因作为阿片类药物滥用的替代疗法，此举引发了不小的争议，由此可见理解治疗价值是一件多么复杂的事。[20] 药物在临床语境下的"实用性"和有效性并不足以平息社会对药物滥用的担忧，也不足以消除人们对历史的联想。即便在高度受控的治疗管理环境中，当人们将阿片类药物作为主要治疗手段时，也难免提心吊胆。[21] 然而，历史流变以及地方背景无法解释丁丙诺啡如何深刻影响了重建药物依赖治疗的概念，同时，无法与实际治疗方式调和的隐患也仍旧隐约存在着。

　　《新英格兰医学杂志》刊载的一篇简短的文章称，丁丙诺啡获批用于办公室门诊治疗后，不会像美沙酮一样成为新的滥用药物。[22] 丁丙诺啡提供了一种药理学上"更精细"[23]的替代疗法，但即便新疗法让更多的临床医生参与治疗，公众仍旧对大量阿片成瘾者目前没有接受治疗这一问题产生了公共卫生层面的担忧。[24] 在办公室门诊中，阿片成瘾者的临床表现并不是什么新鲜事，真正新鲜的是在这一环境中丁丙诺啡治疗成瘾的能力。[25]

不再特殊

"能有这些药太重要了，你想不到药物依赖的问题有多严重，"一个在私立行为健康中心工作的年轻医生告诉我，

这也不是什么新问题了。但是丁丙诺啡是个新事物，不是因为我们用它来治疗成瘾所以新鲜，而是因为一想到成瘾就必定会想到与之对抗的（药理）武器。现在我们有了新武器，那成瘾也不一样了，你懂我意思吗？至少对我而言，不可能只想到成瘾而不去想干涉的方法。

他接着解释办公室门诊治疗并没有"一种统一的方法"，就像正式的住院治疗中也没有一种固定的方法一样。

没错，我是完成了 SAMHSA 培训，但是培训的模块常常会把临床实践搞得一团糟。一方面，你接受了为非专业人士提供的成瘾和药物滥用的诊断培训，比如《精神障碍诊断与统计手册》；另一方面，会有一系列的操作来监督治疗进程与药物去向，但就处于中间部分的"治疗"而言，就很难讲

了——我假定它是好的，因为他们相信我们作为医师的判断。但我估计一百个医师心中有一百个"治疗"的样子。

我的确采访了一百多个医师，大多是通过电话访谈。我发现他们除了都认为治疗是一个积极的转变，很难再有什么统一的看法。从一开始，各方就接受了可以在办公室门诊开具丁丙诺啡处方这件事[26]，这与20世纪90年代末人们尝试在基础医疗机构而非美沙酮诊所拿药治疗的事情全然不同[27]。"这种比较简直无从下手好吗！"在巴尔的摩南部基础医疗机构为低收入人群服务的内科医生告诉我说：

我就是这个行动（推动在诊所开展美沙酮治疗）的一分子。我们自己作了繁文缛节的茧却缚住了自己（笑）。太糟了，不但一点没减少美沙酮的污名化，反倒加重了。我给二十多个病人用丁丙诺啡治疗，目前还没有遇到什么麻烦，行政上倒没有什么太多的变化。

我想知道，人们只是把这两种治疗（住院治疗和办公室门诊）视为不同的工作方式，还是有着执

优孰劣一说。[28] "是，也不是，"一位在住院治疗中心主治药物成瘾的精神病学家如此答道，

心理社会治疗是药物治疗的重要补充，但在两种治疗中所用的药物和剂量几乎没差别，监测方式也差不多。我们在研究中监督服药，但是一旦切换到门诊治疗，我们就会相信他们依然按着计划（处方）走，所以说在私人治疗中也都差不多。

然而，从临床医生个人的角度来看，很难回答这样的治疗有没有真的惠及新人群这一问题[29]。巴尔的摩卫生委员约书亚·沙夫斯坦（Joshua M. Sharfstein）博士力争通过 2006 年的《巴尔的摩丁丙诺啡倡议》来努力扩大治疗服务规模，使丁丙诺啡成为这座城市阿片成瘾的一线治疗药物。[30] 然而，这一倡议首先要解决的问题是得找到有资格开处方的医生。医生在开具丁丙诺啡处方的时候，的确按要求完成了必要的报告，但我们还是不清楚在公共环境和私人环境中，丁丙诺啡在多大程度上被有组织地采用。[31] 公共与私人治疗环境外观的变化，以及谁在"观看"都成为临床医生以及新闻媒体挥之不去的担忧。[32] 与我交谈的医师在小公室门诊工作，却提出了与在住院治疗中心工

作的医生相似的观点。但是对病人而言，体验过两种不同的治疗环境之后，其中的区别便凸显出来了。

照护的可见与不可见

"能回来我特别高兴，"劳拉回到住院治疗中心时跟我说道，"我可是费了好大劲才回来的（微笑）。"在劳拉的案例中，不知道是不是她对治疗中心的好感使得她在其中的治疗比私人治疗更加"成功"。但我们必须得考虑治疗中心之外的世界对她的困扰，才能去确定背后的动机。人们假设办公室门诊其实与住院治疗的效果相当，或者说在这些环境中进行个人化的治疗一定会带来更好的结果，但劳拉的案例却一再反驳了这一假设。"不管在哪儿，如果人们能够得到帮助，我就很高兴了，"一位治疗中心的临床医生这么跟我说，"拜托，我才不管是哪一种有用呢。"

在劳拉的例子中，有一系列复杂的对象和行动者在探寻"什么有效"——或者用安玛丽·摩尔的术语来说，在照护环境的选择中，存在事实和价值的混合。但是劳拉认为的"有效"和她父母的设想并不是一回事。父母眼中照护的条件——在家中获得自由而非控制，让她远离体制机构——与劳拉想象中的独立在概念上相左，甚至他们对整个康复过程的想象都是不一样的。劳拉渴望拥有"乱来"的能动性（做出自己的选择）的愿望仍然陷于生活经验的泥沼中，这需要考虑"治疗外"和"治疗中"发生了什么。不幸的是，在成瘾的情况下，从错误中吸取教训可能会得不偿失。

　　劳拉最终选择了住院治疗而不是去"外面的"私人诊所就诊。但这究竟算是什么样的选择呢？这可以算作自我照护吗？又或者只是在医疗消费主义逻辑下的一种选择？到头来，我们只剩下选择的逻辑、符合机构和治疗要求的照护的逻辑，对照护的想象以及对照顾的渴望（在药物治疗中、在家庭中、在场所中——仅仅需要身处治疗中心），因为诊所和其他地方都可以提供治疗。最后，我们还剩下复杂的个人行为评估，却避而不谈简单的个体能动性。

第四章 治疗与原因

2007 年 12 月,《巴尔的摩太阳报》刊载了一系列文章,介绍了最近巴尔的摩使用丁丙诺啡治疗阿片类药物成瘾的情况,内容还包括撒哈拉以南的非洲、法国和美国一些城市的情况,以便了解该疗法的地方性影响。[1] 除了提供药物简史以及使用方式,《巴尔的摩太阳报》还报道了一则消息,称警方抓获一名在巴尔的摩西部的宾夕法尼亚大道兜售丁丙诺啡的男子,共查获了 24 颗半"药丸"。通过城里的匿名"街头采访",记者主要注意到了自我用药和药物转用的问题。文章的基调非常清楚:该疗法的临床效果很好,但在实际生活中,却被人们大量滥用与误用。人们主要担心这样会形成不以治疗为目的的新的非法贩毒市场:

丁丙诺啡本是用来解决药物依赖问题的，但它的易获得性反倒带来了新的成瘾问题。《巴尔的摩太阳报》调查发现病人非法售卖处方——一些人为了快感而注射丁丙诺啡，造成了新的药物滥用问题。[2]

《巴尔的摩太阳报》的系列报道刊出几天后，一家小众周刊《城报》也刊登了类似的故事，回应了在马里兰州日益严重的药物滥用问题。[3] 这里确实有很多医生给阿片成瘾的患者开处方药——当时有超过 400 名医师签了丁丙诺啡的处方，处方量排名全国第七[4]。尽管数量如此之多，但巴尔的摩地区却很少有医生对患者滥用或出售处方表现得忧心忡忡。[5]

回敬

《巴尔的摩太阳报》的报道可谓是一石激起千层浪。利洁时的科学和监管事务副总裁罗利·约翰逊为公司撰写了一封公函，对报道中的问题及严重程度作出回应，并强调公司会继续阻止药物的滥用。[6] 信中承认存在监管不力的问题，也承认滥用的情况有可能存在，但未能就药物滥用的潜在可能性展开讨论，也没有探讨如何改进对处方开具的监管。这封信的目的是向关心此事的公众保证，公司正在采取一切措施防止药物滥用。在这件事情上，药品制造商选择避免陷入与其产品相关的争论泥沼中，选择保持诚实正直的形象，同时承诺加强对现有监督机制的审查。[7]

巴尔的摩卫生委员约书亚·沙夫斯坦博士回应的文章就没有那么客气了。在致编辑的信中，沙夫斯坦博士措辞强硬地指出这些报道致力于"模糊为数十万人带来的巨大益处"的事实，罔顾这一治疗是在"拯救生命"[8]。尽管面临潜在的滥用和误用的威胁，但总的来说仍是利大于弊——对比历史上美沙酮的非法销售与转用情况，丁丙诺啡的情况不值一提[9]。就在文章快要发表的时候，沙夫斯坦博士向马里兰州议会申请增加五百万美元用于推广丁丙诺啡治疗，而这一申请也被批准了。就在《巴尔的摩太阳报》的文章出来前几个月，马里兰州医学协会进行了一项研究，发现有效治疗的最大障碍不是误用和转用，而是价格[10]。尽管如此，文章见报后还是引发了持续关注。就在系列文章中的第一篇发表后的几天，马里兰州参议院要求严查丁丙诺啡的滥用问题，尽管立法者担心药物的误用，但他们同样担心错把纳税人的钱用来支持这种看似有问题的治疗方式。[11]争论的核心是监管不力引发了药物转用和非法销售问题。《巴尔的摩太阳报》首次发文两个月后，参议院经过详细调查，最终将滥用的问题定为"严重"和"危险"，并暗示主要是由医学界的"疏忽"造成的。[12]

对丁丙诺啡的滥用和转用的担忧不是什么新话题了，它从一开始就存在。1978年，唐纳德·贾辛斯基和同事测试丁丙诺啡的止痛效果时，也测验了其滥用的可能性。[13]研究发现，无论是在滥用的可能性还是在引起呼吸窘迫等药物副作用方面，丁丙诺啡都比μ受体激动剂疗法，也就是现在的美沙酮疗法的危害小。2005年12月，SAMHSA首次在报告中认识到"传闻"中的滥用和转用问题，该调查报告由FDA授权，概述了自2003年利洁时制药公司实行售后监管计划以来对丁丙诺啡的监管情况。[14]SAMHSA下属的药物滥用治疗中心主任威斯利·克拉克（H. Westley Clark）博士，将关注重心放在丁丙诺啡治疗海洛因滥用和依赖方面的效果（将吸毒成瘾视为公共卫生问题），而不是潜在的滥用和转用的可能性。[15]2002年，查尔斯·舒斯特（Charles R. Schuster）博士在该药物批准的听证会上为国会提供证词，他也是美国国家药物滥用研究所（NIDA）的前主任，曾对丁丙诺啡和纳洛酮组合的药物舒倍生进行了临床试验，根据关于滥用和转用的国家统计数据，只有很少一部分依赖阿片剂的使用者试验了这种药物。[16] 但公众的疑虑依然存在。

医生群体尤为重视这个问题。耶鲁大学的教授大卫·菲林（David Fiellin），同时也管理医生临床支持系统，他提出丁丙诺啡的滥用和转用问题可能取决于医生在照护标准之外的做法。[17] 他进一步指出，缺乏有效的监管机制再加上滥开处方，让人们难以判断病人到底有没有倒卖处方，或是将药物用于非治疗目的，比如把药片磨碎后注射进体内。尽管医生被允许治疗的病人数量有限（目前每个医生有 100 名患者的额度），但人们都知道开处方的实际操作早已如脱缰之马。[18] 利洁时公司在减少药物误用以及转用的战略纲要中，计划对医生进行培训，以改善他们开具处方的方法，从而减少丁丙诺啡的滥用，并提高他们对吸食和注射药物做法的认识。[19]

2007 年 12 月在《巴尔的摩太阳报》上撰文的记者道格·多诺万（Doug Donovan）和弗雷德·舒尔特（Fred Schulte），于 2008 年继续撰写了有关丁丙诺啡在巴尔的摩滥用的文章。4 月份，他们报道了警方缉获药品的事件，这成为药物非法销售日益严重的证据。他们将这一增长与国家整体态势联系了起来，但认为巴尔的摩尤其需要关注。多诺万和舒尔特描述了巴尔的摩警察局内部文件的内容，该文件指出舒倍生在街上"唾手可得"，价格从每颗5美元到10美元不等。该报告记录了2007年缉获的182例丁丙诺啡买卖案例，并详细描述了故事细节，包括逮捕的一名31岁女子被指控随身携带24颗舒倍生药片和一个划去标签的处方药瓶，一名53岁男子被指控携带"标签撕毁但内含38颗舒倍生的药瓶和302美元赃款"。[20]但是，目前尚不清楚没收的药品中有多少是归拥有合法处方的个人所有。文章最后引用了美国成瘾与精神病学会主席埃莉诺·F.麦康斯－卡兹（Elinore F. McCance-Katz）博士的话："我们必须解决药物转用问题。如果这种药物可能对公众造成潜在的伤害，我们就得面对这个问题。作为医生，我们要小心翼翼，谨慎对待。"[21]

怀疑的技术

《巴尔的摩太阳报》的文章及其引起的回应中仍有很多让人费解的细节。各方都没有区分速百腾（丁丙诺啡）和舒倍生（丁丙诺啡－纳洛酮）这两种药，一直混为一谈。人们用"bupe"（巴尔的摩称呼丁丙诺啡的方式）来统一指代这两种治疗药物。虽然这两种药物都是部分 μ 受体激动剂，但舒倍生——丁丙诺啡和纳洛酮的组合——也是部分 μ 受体拮抗剂，它几乎不可能（或者至少不太现实）被阿片依赖的患者长期滥用。马里兰大学医学院的克里斯托弗·威尔士博士在给《巴尔的摩太阳报》的一封信中写道："《巴尔的摩太阳报》大肆渲染滥用情况——真正的瘾君子不会滥用这种药物。"[22] 舒倍生中纳洛酮的天花板效应简直令人无法承受。在法国，速百腾才是最常见的治疗处方药，《巴尔的摩太阳报》却将其作为丁丙诺啡滥用和转用日益增多的例子。[23] 事实上，巴尔的摩的一线治疗方法和法国是不一样的，不同的药物（舒倍生和速百腾）不会有相同的（药理上的）"滥用可能"。[24] 此外，文章中所引用的美国城市中速百腾滥用的案例几乎全部来自马萨诸塞州的伍斯特，而不是巴尔的摩。最后，文章将海洛因滥用的流行与通过注射感染人类免疫缺陷病毒（艾滋病毒）的风险联系起来，从而创造了一个非常具体的药物滥用（以及滥用者）的想象画面。然而，文章却没有给出一个磨碎药片注射或者甚至是将药物混用吸食的实例。此外，文章也没有区分海洛因成瘾和愈发严重的滥用处方止痛药（比如奥施康定）之间的差异。

文章未能回应这些具体却至关重要的细节倒也不奇怪，毕竟我们对新闻报道的要求也没这么高。然而，意外的是，我们无法在任何地方找到详细的论据来回应这些问题，报道大都只是单纯地谴责这一疗法如何令人发指。这些文章让人觉得用丁丙诺啡治疗阿片类药物依赖症除了提供新的滥用可能性，似乎别无他用。但是这个观点有多准确呢？它的经验基础在哪里？尽管与成瘾相关的问题如此重要，但巴尔的摩市的大陪审团已经发现丁丙诺啡的滥用和转用问题不大，甚至建议可以大规模推广这一疗法。[25] 虽然大量证据表明这一疗法的益处，但《巴尔的摩太阳报》仍然挑拨了公众的神经。正如马里兰州酒类和药物滥用管理局的乔舒亚·沙夫斯坦和彼得·罗戈指出的那样，《巴尔的摩太阳报》完美地避开了关注与药物滥用有关的更大的社会和经济问题，既没有引用任何本市研究丁丙诺啡滥用人员的采访，也没有引用匿名批评者的话。巴尔的摩开放社会研究所所长戴安娜·莫里斯（Diana Morris）回应了专题文章，其在第一辑致编辑的信中写道，《巴尔的摩太阳报》的描述"妖魔化一个有前景的疗法而罔顾昂贵的社会成本"[26]。

其他人的问题

　　个体误用的潜在可能何以导致公众对新出现的或重新出现的治疗方式的恐惧？问题的症结不在于药品本身有没有被用于非治疗的目的，而在于人们如何想象治疗和针对成瘾的治疗的概念，以及用于合法治疗的阿片类药物与用于非治疗目的的不合法药物之间的分类如何变得不稳定。《巴尔的摩太阳报》的报道体现了公众对个体风险的关注点的转变，从个人行为转向对监管不力和在便利医疗下不加详查的滥用的普遍焦虑。[27] 人类学的关注点——至少在这里——不是药物滥用的新形式，而是人们如何看待和想象吸毒者与治疗的关系，以及这种想象又如何时常与个人经历有所出入。[28] 媒体对"医疗事故"的报道中最让人头疼的问题是，没有认识到接受替代治疗的个人实际上可能同时使用其他阿片类药物[29]，简单来说，这个问题就是：医学上是否可以接受一个人既是成瘾者也是病人？[30]

　　人们综合考量了新疗法的伤害、风险和危险——包括对潜在的误用、滥用以及新的非法地下药物市场形成的可能性的担忧，这些盘根错节中一直存在一个问题：当人们认为患者在和治疗唱反调时会发生什么？那么，这种不依从性是如何被纳入

（或被视为偏离）临床推理的呢？正如杰瑞米·格林在一篇关于不依从性的命名或他所说的不忠于治疗的文章中提到的，不依从的念头不仅仅是指病人做（或不做）医生告诉他们的事情，病人本身才是治疗的不确定性之所在。[31] 不依从意味着非常清楚干预措施（这里讨论的是药物干预）是怎样起效的，以及为什么有效，还有如何正确实施——如何处理误用风险。[32] 然而，在实验室或临床医学之外，仍存在着一个活生生的现实世界，个人在那里做出的选择远远超出了医学范畴，不仅是药物，连推理的形式似乎也发生了偏转。

塞德里克与梅根

在追踪调查诊所内外青少年的过程中，我花了很多时间在塞德里克和梅根这对小情侣身上。他们的生活（在一起的和单独的生活）交织在治疗中心和其他各种临床环境中，其中最突出的是短期的精神病住院治疗。从他们的故事中可以看清自我药物治疗的过程和逻辑——它联结了社会、身体和亲密安全感，同时也揭露了社会和医学对个人误用药物这一风险的担忧。

塞德里克和梅根在不同时期被赋予了不同的病

人身份，主要取决于他们所处的环境。但是，药物依赖者的名称却有着永恒的意义。对塞德里克和梅根来说，依赖不仅是一个标签，而且是一种内在的感受：依赖是痛苦，是伤害，是快乐，是身体的习惯——但也是他们认为需要外部干预的东西。

我认识梅根和塞德里克的时候，他们都才只有16岁，我一路跟着他们从住院药物治疗到门诊治疗，再到塞德里克母亲的家中——前前后后历时约18个月。

转用药物与理由

咖啡台上放着一小束丝花，花旁边是教会活动的节目单，而节目单的封面正是塞德里克哥哥葬礼的照片。他和塞德里克简直是一个模子刻出来的，我不免吃了一惊。我陷在塞德里克母亲家客厅的巨型沙发里，目光却不由得被照片吸引过去，凝视良久。塞德里克和梅根坐在我对面，他说："我妈妈说我们跟双胞胎一样，但生了一个之后隔了两年才生了第二个。"我笑了，虽然这画面有些不可思议，但真的像是从不远的将来投射到眼前的景象。在毒品被盗的纠纷中，一名少年刺死了塞德里克的哥哥。据说塞德里克的哥哥是个毒品拆家，从一个主要藏匿点偷了毒品自己吸。塞德里克说他认识刺伤他哥哥的男孩，但他的话里却听不出愤怒和评判。"你看我不是，或者说我不会……"话音未落，他好像大脑短路了一样，想把注意力转移到别处。塞德里克使用处方止痛药和海洛因（卷在烟里吸和用鼻子吸，他坚称从未静脉注射海洛因）至少有三年了，梅根的吸毒史则短得多。塞德里克只接受过一次住院治疗，他因袭击别人被捕之后没有被送去少管所，而是去接受治疗。我就是在那时遇见他的。

人们都说他在治疗中心过得挺顺的，没有什么强烈的戒断症状和用药渴望。他很"勤奋"（我和一位临床工作人员谈起塞德里克时，她用了这个词）。他仍然坚持（现在和梅根，也是治疗中心里的病人）每隔几周就去复诊、续药，同时也参加门诊的小组治疗，小组治疗大致基于"匿名十二步戒毒法"，不过是为青少年量身定做的。

塞德里克是个高高瘦瘦的少年，脸上却已爬满了深深的皱纹，显示出与年龄不符的沧桑。一件黄绿色的超大号保暖服一穿就是几个月，而他又是那样的瘦弱，不难想象他的身体在宽大的衣服下面晃荡。我们谈话时，他总是耷拉着眼睛，我一度误以为他是因为无聊才这样的，后来才意识到无聊的心情只是其中一部分，还有一部分则是因为疲惫不堪，连最简单的活儿也能把他弄得筋疲力尽。他妈妈在另一个房间叫他时，他得慢慢地把自己从沙发上挪下来。尽管妈妈还喊着"宝宝"，让他去"做家务"，但塞德里克的动作却像个大人，准确说是中年人。我尽量不去把他的疲劳归因于某种潜在身体状况，有时我会忘记动作迟缓也是体内药物逐步积累的结果。

与一年前研究文件上的拍立得照片相比，塞德里克变了很多，更老、更瘦了，五官也更加突出了。他在治疗中心住院（戒毒）三天后，在拍出的照片上眼神游离不定，好像在努力对焦。他的头发一半扎了起来，另一半梳通了后就披散着，延伸到了相片之外。住院后不久，他就通过一个共同的朋友认识了梅根。

梅根瘦瘦的，一头金发，看起来弱不禁风的样子，和塞德里克一样有着这个年纪不该有的沧桑。虽然还是个小女孩，但手却很粗糙，满是香烟烫出的伤疤。她接受过几次治疗，但真正进入临床试验状态的只有两次，最终还是彻底退出了，因为她偏执地认为自己被研究人员"投喂药物"。"我可不是黑猩猩！"她拿着麦当劳咖啡，深深地吸了一口烟，向我说道。

梅根对治疗人员的不信任并没有影响她尝试治疗自己的毒瘾。塞德里克和梅根详细地讲了他们是如何应对自己的阿片依赖的："我们就分出一点，吸一点（海洛因），然后吃'丁丙诺啡'药丸（舒倍生）。"梅根补充道："有时候加一点点奥施康定，得平衡嘛。"每当我和他们讨论治疗方案时，塞德里克都认真地说："就像在实验组里，这个加一点，那个减一点，难过的日子会慢慢变少的，总有一天，会痊愈的。"他们确实一直在减少剂量。那小小的线圈本上的记录就是证据。"我们有一张记录表。"

塞德里克的说法很讽刺，但也是重点所在，这是替代疗法中密切监控自我治疗的临床记录。但是，就海洛因而言，每剂药物的稳定性（纯度）参差不齐——可能差得很远——而"渐退"可能更近似于微小的增长，不过基本原理是相同的——模拟了临床推理。[33] 此外，塞德里克和梅根脑中有一幅想象的未来图景，那里没有了药物依赖。不知何故，那样的未来其实并不像当下一样有力——势在必得并且有"孪生兄弟"的前车之鉴。

独自一人时（这种情况很少发生），塞德里克跟我说，他怀疑梅根还在背着他偷偷用海洛因。梅根和塞德里克经常找韦恩一起玩，韦恩是比塞德里克大几岁的好友，对梅根的喜爱也很明显。梅根有时会搭韦恩的车回母亲家拿衣服，时不时也会捎上些钱和吃的，但主要是去看望她的弟弟妹妹。我虽然从未张口问过，但还是很好奇为什么塞德里克这段时间选择待在自己家里，而不是和他们一起去梅根家。

塞德里克告诉我，"如果我们当初待在'康复中心'，我们就没事"，这话暗示梅根没有这么做。奇怪的是，门诊治疗结束后，我和梅根去街角的商店买食物时，她对塞德里克也有同样的怀疑。"那个混蛋以为我不会数数！"她咆哮道，指的是他们两个一起用剩的药丸数量。只有一次，她打开话匣子说起对塞德里克和韦恩之间关系的焦虑和嫉妒。她借了我的手机，给塞德里克打了电话，尖叫着："你他妈去开个房啊！"然后把手机塞回我手里，眼泪在眼眶里打转。

尽管不够完善，但塞德里克和梅根坚持写的"记录表"是某种互相监督的手段。严格来说，这是临床医学上的记录，但也具有社会性和亲密性：这一份包括治疗忠诚度在内的多重忠诚度的文件，与杰瑞米·格林的表述相对应。那么问题在哪儿呢？是关于自我治疗、不依从和药物滥用模式的可见与不可见。那么，我们如何真正开始应对治疗学的现实生活呢？仅仅说塞德里克和梅根是模拟了临床推理是不够的，因为临床推理和社会生活相互交织，重塑了治疗方法。个人的疗愈方式与临床（以及他们所参与的临床试验）所决定的治疗实践相悖。如果换一个方式说（或问），塞德里克、梅根和与他们经常见面的医务人员对疗愈又有着怎样共同的想象？尽管人们假设阿片依赖的青少年在某种意义上是"没有未来的"，但塞德里克和梅根却笃定未来不会再有毒瘾了。塞德里克和梅根不承认药物滥用是一种终身的慢性病，但他们之间的互相猜忌正是康复路上的隐患。成瘾治疗的一般循环模式（复吸、重返治疗、康复、监禁、社区戒毒以及可能死亡）对他们来说并不成立。[34] 相反，他们抓住了一些独特的东西：通过积极治疗可以达到的未来。

韦恩

韦恩与塞德里克还有梅根之间的关系很微妙。他虽给他们买毒品，但严格来说不是他们的毒贩。他是朋友，但却冷漠，似乎还以在他俩之间制造紧张为乐。他这一秒还在挑拨离间，下一秒就变成他俩关系的黏合剂。我不止一次在电话里听到，韦恩分别在电话两头跟梅根和塞德里克说他们爱着对方。韦恩出现在他们的生活中时，梅根才刚开始使用丁丙诺啡和海洛因。韦恩在一定程度上是其吸毒的始作俑者，而塞德里克则总是被韦恩牵着鼻子走。

与韦恩交谈很难，他很少跟人有目光接触。当他加入谈话时，几乎总是想要挑衅或是意欲操纵。他一直要我付他钱（我反复拒绝），或者，当我带梅根和塞德里克去医院和其他地方时，他也会像跟屁虫一样贴过来或是要我带他去某个更远的地方（"载我去华盛顿，行不？你就跟他们说这是你的工作。"）。

虽然韦恩在塞德里克和梅根之间造成的紧张关系非常真实，但他们之间也还有一些深刻的亲密关系。他们仨在一起的时候，韦恩能让塞德里克和梅根都平静下来，但他们彼此都怀疑对方跟韦恩有过性关系，却从未真正讲出口。于是他们的关系中有一段我永远无法触及的往事，而且这也超出了讨论的范围。

韦恩在"培训"塞德里克和梅根的成瘾问题上扮演的角色，与他们的自我用药、自我治疗的准确性息息相关。在治疗方面，韦恩自始至终都在给他们出谋划策。他似乎也对治疗中心和替代疗法如何发挥作用有一定的了解，但也许更重要的是，韦恩更明白当塞德里克回去治疗中心续丁丙诺啡处方以及咨询的时候，"什么该说、什么不该说"。隐瞒什么和控制别人能看到什么是韦恩社交以及与机构打交道的手段。韦恩帮助塞德里克和梅根控制药量和使用频率，以及其他细节，哪怕是在医院这些细节也未必会被自然而然地考虑进去。[35] 但他不知道治疗的长期结果如何，包括对药物的最佳剂量和随时间的推移而逐渐减量缺乏认知。[36] 尽管还有更多的药物和环境因素，但塞德里克和梅根确实在以类似临床医学（测试、观察、改变）的方式控制着治疗的不确定性。

　　我有一次开车送韦恩到维修店取他故障频发的车，其间我问起了他对塞德里克和梅根的康复计划的看法，他说：

　　你知道，他们做了些尝试，比大多数混蛋要好。但瘾君子就是瘾君子。他们（塞德里克和梅根）要吸毒，那是早晚的事。你知道，这是打娘胎里带来的！但有一天他们会走进那个狗屁康复中心并说："嘿，我没毒瘾哦。所以，去他妈的吧！"

　　我还问韦恩怎么看塞德里克和梅根坚持的"记录表"。他笑道："不要相信你读到的一切。"

阅读文章

媒体关于丁丙诺啡滥用和转用的报道成了一种怀疑的技术，并且很有影响力。在与相关人士讨论这些文章时，我发现他们的口径几乎一致。我其实期待更多的细微差别，更多的模棱两可，并且各方可以不那么剑拔弩张。正如费城一位著名的成瘾医学专家告诉我的那样（记者寻求的专家来源），"记者是在讨伐"，很少有人能够阻止他们讲述他们想说的那种故事。不仅如此，巴尔的摩的地方媒体也开始向国家级媒体报道，一遍又一遍地重构和夸大故事。

文章见报后的几周，我走到哪儿都带着这些报纸，希望听听治疗中心的医生和工作人员的看法。我甚至在对医务工作者的电话调查中提到了这些文章，他们都是经过 SAMHSA 认证的、有权在门诊治疗中开具丁丙诺啡处方的医生。这些文章在住院治疗中心的确产生了威胁——威胁到新疗法产生的照护标准，也控诉了这个治疗方案。治疗中心的一位精神科医生，后来也成了我的朋友和合作者，她的回答非常直接："他们（记者）不知道自己在说什么。要是在写小说是挺吸引人的，但当作事实来报道的话影响很坏。"她既表达了文章内容的荒诞不经，同时也承认文章存在的影响。尽管说得很简单，但她的回答是我听过的最合理的。她没有耐心回应文章所声称的转用和滥用细节。"我们有更重要的事要做，即如何让孩子接受治疗和远离街头毒品。"我问她是否曾怀疑她治疗过的青少年会兜售或者滥用丁丙诺啡。"不，我不会问，没必要……我可以判断他们有没有碰其他阿片类药物，是不是在老老实实服药……我们一直都做尿检的。"

围绕丁丙诺啡的怀疑千奇百怪，人们也相应地使用不同的技术进行分析，尿检就是其中一个。塞德里克和梅根保留的记录表也是一种怀疑的技术，虽说还不完善，但也是记录自己药物使用情况的额外工作。在医院找到的病历则提供了另一种技术，不过病历的真实性是与临床医学结合在一起的，看不到塞德里克和梅根之间，以及他们和韦恩之间的亲密关系这一特征。我们也听过患者记日记的事情，但通常在研究中，患者日记用于获取有关治疗方面的信息，但也不是必需的。[37] 然而，塞德里克和梅根所保留的"记录表"则不同，它不是用来分享的，而是用来记录他们关系中微妙的东西：治疗中的风雨同舟。

文章发表后不久，我就带着《巴尔的摩太阳报》去了塞德里克的家里，想听听他的看法或是抱怨。塞德里克静静地读着文章，一开始还有些兴趣，然后就把那一小叠报纸递还给我："就猜到有人会这么做，吸毒的家伙又蠢又坏。"给我报纸后，塞德里克问我想不想和他一起去接下来的门诊治疗，以及我会不会带他去续处方。在知道他打算继续"转用和滥用"药物后，我忍不住说他两句："你现在的做法，是不是有点像报纸上批评的那样？"他斩钉截铁地回答说"不是"。矛盾的是，无论以何种形式继续开舒倍生的处方，塞德里克和梅根都认为他们仍是老老实实地为了治疗而使用药物。报纸上的文章似乎遗漏了药物在合法与非法使用方面，所面临的公私层面上的困境，但塞德里克和梅根在这一点上，似乎自认为对治疗的认识非常清晰。

第五章　病人身份

在临床医学环境外，人们以各自不同的方式承认病人身份，并将其带到生活的方方面面。其中仅"病人身份是如何形成的"这一点就值得仔细推敲，不过我的目的并不是探寻年轻人如何在各种环境中以病人身份展演（perform）自己的方式。诚然，泰对自己携带艾滋病毒、吸毒成瘾以及在各个环境中（人们都很清楚他的情况）的感受，都有一套复杂的处理方式；杰夫非常清楚青少年成瘾者是谁（或者说是什么），并极力摆脱这一身份。仅仅是看到青少年在没有接受治疗的时候也像病人一样说话这一点，我就觉得这背后就是由多种因素决定的（overdetermined）。相反，我想说的是，我所追踪的青少年维持（有时培养）自己作为医疗干预的对象的方式与他们和医疗参与者对彼此的设想（可能有很人出入）密切相关。

医学中的哲学与医学哲学

在治疗中心里开展医疗工作无须从医学哲学出发。我知道此话一出可能会触碰到人类学家、历史学家以及医生敏感的神经，且听我慢慢道来。我这么说是因为医学中已经存在一种哲学，并在临床与实践中得到了实践，这一哲学在治疗和康复中指引着医务人员和病人。[1] 说法本身是否准确其实并不重要，重要的是，无论好坏，在"做"医疗工作时，确确实实有那么一种医学哲学存在其中。正如治疗中心里一位医生不断提醒我的那样："医生在这里的任务是'救火'，但我们不能只想到火本身。"

拜伦·古德（Byron Good）详细描写了医学教育如何让医生学会通过一系列的话术、肢体接触以及书写，将病人抽象化为他们工作的对象[2]，视病人为一个个亟待解决的问题。古德对医学教育的目标和临床敏感性提供了专业观察，这确实很重要，然而在成瘾治疗的实例中，我对医患之间的距离感越发感到不安。在他们的互动中，似乎总有一些看不清的暗处，而塞德里克和梅根便身处其中。病人自己可以（也常常）使用医学修辞，哪怕它本身很乏味，医生和患者互相都靠从循证医学借来的术语使个体的、主观的健康与不适有其特定含义。正如人们所观察到的那样，在当代循证医学中，健康就是符合人群的正常标准。[3]而在另一种极端条件下——在像个体健康理论一样自由的条件下（我在这里想到了尼采的《快乐的科学》）——身体在病中的拉扯，既体现在语言上，也表现在行动上，还涉及一些概念的商议，而这些概念跨越了个人和集体之间的鸿沟。

马克·莱特利（Mark Letteri）在一篇有关尼采思想中的健康主题的文章中写道，没有"单独存在的健康的意志"[4]。尼采多次强调，疾病是斗争的证据，而斗争的本质是健康。斗争的价值（和生命本身一样）无法估量，因为它和"他者"一样未知，也因为这种价值是在个体中产生的。[5]尼采的健康概念来自个体对诸多混乱与对立的斗争。莱特利写道："没有阻力的权力观念是空泛的，因此（用尼采的话说就是）（针对'健康'的）权力意志只能通过对抗来展现自身，因此它寻求与之对抗之物。"[6]对抗是健康的个体克服疾病并从中有所收获的一种能力。

如果对抗是理解疾病和健康的起点，那么留给病人的是什么呢？病人既不是简单地被个人经历的疾病或不适所占据的主体，也不仅仅是医疗干预的对象；相反，病人是一个思维的范畴。我试图仔细衡量这一论点与我的人类学介入情况，也就是说，病人作为疾病知识的生产者（研究对象）如何同时在医生进行临床工作时，又变成这种知识工作的对象？换句话说，很难精准地确定某时某地病人既是科学研究和临床实践的对象，同时也是二者的主体，以及在何时何地，不再需要从各个行动者的治疗经验中抽象出这种双重身份。

在临床上，研究人员的角色（监控研究主体）和临床医生的角色（治疗病人）并不是完全割裂的。一次又一次遇到的事情告诉我，医生有能力掌控自己的双重角色，并能跨越价值、方法和期望之间的对立。他们既是全神贯注的临床医生，也是沉着冷静的研究人员。从长远看，临床视角与研究视角似乎存在严重差异，但最终正如一位医师和我分享的那样："这些差异并不会改变我们照护的标准以及看待病人的方式（意思是治疗）。"在治疗中心住院的"病人"（作为研究中知识的主体以及医学干预中的客体）是一个模糊的类别，病人具体的角色取决于临床上如何诊断以及提供什么样的医疗照护。在某种程度上，这种模棱两可源于个人治疗经验与不同的证据（事实）累积之间的基本矛盾，这些证据（事实）有助于更普遍地理解和处理不适症状。说得更清楚一点，冲突的一边是个体的和主观健康，另一边是集体的和公共卫生（同时也是循证的医学）。[7]

如前所述，院内一位参与研究的护士告诉我要留心临床实践和治疗的周遭琐事，关于治疗有效性的非语言指征（情感、行为、举止、流口水或过分地向工作人员扔椅子等行为），也变成了一种语言——他们每天都在医院的员工房间里详细讨论。"我们的研究漏掉了好多问题，我们只希望最终一切都能顺顺当当。"她这样告诉我。事实上，围绕临床实践的琐事无法在同一环境（和同一受试者）一直进行的研究中找到一席之地，这是不争的事实，临床研究人员只是"希望"研究结果能和治疗及照护的情况相一致。但是更发人深思的是，由于这些"琐事"无法恰当地融入研究叙事中，日常的医疗照护变成了非常抽象的东西。在这种情况下，"临床医学"（作为治疗事件）与研究科学的目标是分离的，二者间的距离表现出科学上需要的简约性（parsimony），但却遭到了临床医学的否认。

作为思维范畴的病人

在治疗经验的暗处，有些东西重塑了治疗的意义。临床医学的价值及实践与外面的世界融合，这和临床试验上随机指定一个终点，然后通过一套临床标准来判断治疗成功与否截然不同。然而，有一个重要的问题仍然没有答案：描述病人身份有什么意义？我在这儿并不是要提出一些关于病人是什么（或是谁）的一般理论——这样的做法完全是空洞的。相反，我想研究他们是如何在病人这一范畴里生存的，尤其是在这样一个时代，至少在美国，"作为病人"并不能保证获得医疗干预，而诊断不仅指导治疗，还能使治疗成为可能。甚至从经济和政治层面上看，疾病和健康的含义又是如何通过病人这一范畴不断被重塑的？当少男少女来到治疗中心时，扮演成瘾者即病人的角色并不难。一位临床医生告诉我，"就是入乡随俗"。我一次又一次目睹了他们（青少年自己）如何生活在青少年成瘾者这一类别之中以及他们（青少年、父母、临床医生和媒体）又如何重塑这一类别。起初，治疗中心的青少年表现并展演出成瘾者的形象，只有认识久了，他们才慢慢摘下面具，逐渐让那些难以预测的、复杂的却又能生动说明药物依赖治疗经历的东西显现出来，包括与病共存的体验。然而，在治疗中心的日常工作中，比如小组治疗、个体治疗以及与临床工作人员和住院医生之间的非正式互动，对成瘾者即病人的命名是不变的。[8]

　　在治疗中心里，"成瘾者"不是一个独立的病人类别，还有其他称呼病人身份的名称也伴随左右：精神病学的诊断通常与药物依赖的诊断不一致，反之亦然。区分"疯狂"和"吸毒成瘾"是医生和护士为青少年留在治疗中心争取补助的一种策略。青少年还会采用这些名称（行政工作上的称呼和临床上的称呼）来定义他们在治疗过程中的"不适"。[9]我与一个男人谈了好几个小时，他已步入中年，在收诊协调员的岗位上"筋疲力尽"地干了几年，他坦言诊断的含义在于：

　　　　按《精神障碍诊断与统计手册》第四版的编号一一对应，总不会差得太远。但是对于蓝十字／蓝盾（一种普遍的用于治疗的私人健康保险）或其他健康保险公司来说，这是一项严肃的业务。这是一个揣摩对方心思然后与他们配合的游戏。最终，所有的孩子或多或少都能得到他们需要的治疗，这里所有的孩子都同时患有这两种毛病（精神疾病和成瘾性疾病）。

　　诊断的顺序非常重要。一个有心理问题的青少年是否会用非法药物进行自我治疗，来处理自己的精神问题？他是不是更应该被"送"到精神病院而不是在这里接受戒毒治疗？如果是这样的话，那他又有没有可能被精神病院拒收？护士在描述病人"表现"时使用的语言也非常重要。然而，不管病得多么重——不管诊断如何——"医疗必要性"的论点往往无法克服公共和私人健康保险的局限，青少年也会因此而被拒之门外。

　　诊断不会让人如沐春风（benign），也不是随机的或隐匿的，它们被父母、工作人员和其他接受治疗的青少年以各种方式了解、解释并加以运用。新来的青少年坐在一楼狭小接待室的椅子上，有时一坐就是个把钟头，哪怕身体已经出现明显的戒断反应了。在等待中，护士打了一通通电话与私人保险公司及公共援助机构的办事人员进行交涉。我第一次见杰夫就是在这里，他因为阿片戒断反应，在我面前汗如雨下，整个人像是要化成一滩水的样子。他努力想在椅子上坐定。几个小时后，在断断续续的打盹和颤抖之间，杰夫最终被送去戒毒。显然护士与电话那头有权批准入院的人一丝不苟地交涉了一番，需要强调的是，护士使用的诊断策略不是为了创造治疗机会而虚构不适的症状，而对"不适"的命名（在某种意义上，隐藏）过程其实体现了各种症状（事物如何被感觉和看到）及其含义

（事物如何被描述和评价）之间的变通。[10]

　　对病人的定义最初看起来可能是一成不变的：一个患有某种已知或未知疾病的人——一个生病并寻求恢复以前状态的人。[11]但考虑到现实生活中的照护、疗愈和自我认知时，这种定义的已知性（回到以前状态）就有了争议。在疾病和健康的双重标志下，病人是一个卡在个人和社会之间的主体。此外，病人还是疾病和健康之间规范的基础，也是疗愈和干预的意义所在。但如果病人——同时是一个可操作的对象，也是疾病的主体——是一个场所，那它就是未知的领域。福柯在他对疾病的描述中，通过临床医学对身体进行重新定位：

　　从死亡的角度来看，疾病具有一片地面，一方可标识的领土，一个隐蔽却坚实的场所。它的族群关系和影响就是在那里形成的；所在部位的价值决定了它的形态。人们从尸体的角度反而能感知到疾病的活生生的存在。疾病具有了一种生命，但不再是原来的症状，也不是并发症的组合法则，而是具有特有的形象和法则的生命。[*12]

---

　　*　米歇尔·福柯：《临床医学的诞生》，刘北成译，译林出版社，2001，第166页。

疾病的产生过程中不变且独特的地方在于，它们存在于生命体内部并与之共存。这样的改写并没有削弱福柯论述的力量，只是改变了术语。然而，有必要说明的是，"疾病"和病了的"身体"在临床医学里（尤其是临床医学之外）的领土，也许比福柯所说的更复杂、更不可标识。什么样的关系图表可以描绘出生命体本身？或者，正如亚瑟·弗兰克所问的，是什么让医学有权将活生生的身体作为自己的领土？[13] 病人所做的不仅仅是提供关于病体的信息，在某种自相矛盾的情况下，病人所做的反而会与自身情况断离。然而，病人－疾病关系的建构已经逐渐被整合和纳入生物医学中。在一篇题为"疾病"的短文中，康吉莱姆写道：

> 病人－疾病的关系中可能也有一致的地方。当代社会，医学努力成为一门关于疾病的科学。公共卫生机构和医学知识的普及给病人带来的影响是，生病意味着自己说或听别人说一些陈词滥调；生病意味着默默地接受知识的成果，而知识的进步部分是由于对病人一视同仁，不管病人自己怎样强调他可能才是医学关注的主体。[14]

对病人一视同仁不是为了描述的精确性，也不是试图给病人赋予主体本身的必要特征；相反，这是在正常和病态之间插入的一种特殊的区分方式，[15]这样一来就很清楚了。但这也是一个将言说——"说话和聆听"——与体验相联系的问题。将言说放到体验上、放到疾病上、放到痛苦上，正是这样啰啰嗦嗦才会使得有关病人－疾病关系的语言枯竭。[16]即使在言说和身体如此紧密（但又如此遥远）地联系在一起的情况下——经验和表达仍是由内而生的——试图"再现"疾病时，也会暗含失败的危险。[17]

简而言之，医学上的遭逢总是（至少是）双向的，两起医学事件一并产生并形成意义。[18]然而，身体感和医学想象力并不仅仅是从不同角度看问题，[19]看似占上风的地方也正是相反概念产生之处，使这些概念清晰可见（听得见），从而可以彼此产生共鸣。康吉莱姆指出，普通的概念对病人来说完全无用，"医生不可能从病人的叙述开始理解病人的体验，因为人们用普通的概念所表达的并不是直接的经验，而是他们对被剥夺了充分概念的经验的解释"[20]。这种不充分的概念正是表达疾病身体感的基础。

在临床框架内，诊断和精确的概念取代了不确定性——然而，不确定性跨越了健康和疾病之间的模糊界限，也作用于医学与其对象之间。那么，医学和身体之间的传递在哪里发生？疾病从何处脱离活生生的身体？我关心的问题是，与疾病一同生活（并长此以往生活下去）意味着什么，以及医疗干预是如何调节生活的。借用维娜·达斯（Veena Das）的措辞，疾病的经历凝结并瓦解了一个意义网络，表达了一种受疾病威胁的特定的生活模式。[21] 尽管达斯描述了这种意义的"凝结和瓦解"，对接受药物依赖治疗的青少年而言，得承认临床医学的长期影响，但我还是想在民族志中用临床医学以外的语言，展现出他们因疾病而重塑的生活模式。我的尝试（我指的是最严格意义上的尝试，因为这与其说是一种主张，不如说是一种挑战）是为了展现在诊断和医疗工作中的痕迹，并为个人和社会现实赋予意义，这种意义超越了绝对中立的医学知识。[22]

粗略一算

无论是在诊所内还是在诊所外，都无法解释治疗中的所有转变。对个人的关注不仅仅是方法论的策略或民族志的惯例，个案之间不可能无缝衔接，对个体的关注还显示出诊断中已有的多样性。梅洛-庞蒂在科特·戈德斯坦的作品中发现了对个体的理解："他不考虑研究中多个主体的相同的症状，而是致力于对单个主体进行完整分析，努力探索其行为的方方面面。"[23] 我坚信，通过作为病人所生活的地方——提供和接受诊断的地方——来观察他们的生活，可以切入个体病人身份的核心内容。诊所里的空间及其背景环境，与临床医学结合在一起（作为一个分析的视角），共同塑造了诊断分类的经验。沿着同样的思路，很难忽视吉尔伯特·西蒙东（Gilbert Simondon）的《个体及其生理生物学起源》，他在书中明确了个体性（individuality）和独特性（singularity）之间的区别。在西蒙东的作品中，个体未必是确定的，但在某种意义上个体是"自然化"的（在我描述的具体个案中，通过诊断和治疗干预，被"自然化"为医学主体）。[24]

　　严格来说，病人不是医学知识的对象，也不是疾病的主体，而是周旋于医学和治疗学内部以及临床医学内外的一种思维范畴。在这里宣称治疗的疗效和有效性——以及对更普遍的治疗过程而言——必须囊括他们所看见的、所言说的、所证明的以及所经历过的一切。

第六章　无影无踪

　　在成瘾主题的民族志中，主体的消失并不意味着一场"遭逢"的告别与终结，反而提出了人类学研究中风险与价值的难题——尤其是在以不适与苦痛作为研究对象的工作中。我调查的青少年中，有两个死了，另外两个在出入诊所和刑法机构的间隙与我断了联系。与其用死亡和失去来框定这些青少年生活的意义，我以为，成瘾和治疗——以及后续余波——更能拓宽人们对作为生活技术的自我照护的定义，人们也必须认识到生活的条件必须包括地方道德世界中活生生的现实，并且个体的能动性有时会受到很大的限制。

消失

　　我想借助成瘾的民族志研究探讨消失的问题

与现实。诊所和其他地方让我得以接触到研究对象，但我深知我们之间的相遇不过是偶然，往往也不知道下一步会怎样。与他们的交流互动有时会中断一两个月，然后才能再取得联系，且这样的情况时常发生。对我来说，中断的日子里充斥着焦虑与必然失败的气息，因为我也不知道能不能再和他们说上话。每一次互动，都可能是最后一次相见，无论是在客厅里谈话，还是在治疗中心自助餐厅共进晚餐。

消失成为青少年药物滥用的一个"问题"，不是因为它打破了民族志中连续性的假象，而是因为它凸显出一系列人类学与临床工作之间共有的价值与假设的问题，使原本简单明了的成瘾、康复和复吸的叙述变得复杂起来。消失之所以成为现实，是因为它反映了在人类学写作中需要关注的个体生活境况。这让我想到了凯博文对"在边缘写作"的表述，它不仅标志着跨学科的交流与合作，还有助于聚焦在经验边缘——其最终仍是人类学写作本身的核心经验。[1]

生命与思考

长久以来，"自我技术"（technologies of the

self）和"自我照护"（the care of the self）这两个标题给人类学提供了广泛的讨论空间，使其从先前的自我或人格框架中走出去。人类学家通过展示道德和历史的外在性如何向内折叠进入个人层面，并呼吁关注主体性的细微差别，挑战了以心理学为中心的自我概念[2]，尽管仍"受到结构性力量、文化敏感性、主体变迁、政治张力、实用主义力量和修辞手法的困扰"[3]。用米歇尔·福柯的话来说，个体的治疗经验可以表述为个人主体性的形成，即自我照护的条件。[4] 然而，我们需要明确研究对象的个体（主体、人、自我）性质，也需要明确作为一般范畴的"个体"（the individual）和作为（人）单一的"个体化主体"（the individuated subject）之间的区别，吉尔·德勒兹和吉尔伯特·西蒙东在各自的著作中都将其阐述得非常清楚。把治疗经验说成是"自我照护"就是在说个体化的主体。[5] 然而，正如（医学）主体被归在不同的名目之下，生命也有其各自不同的所属。或者说得更具体一点，生而为人，活着意味着什么？谈论生命的价值与意义就是谈论个体生命的价值。[6]

根据乔治·康吉莱姆的《生命知识》一书的介绍，思想和生命并不是彼此分离的，也不是相互矛盾的，反而是相互依存的——生命中没有任何东西会因为思想而缺失，抑或是被思想"毁坏"。[7] 然而，正如弗朗索瓦·达戈涅特[8]和乔治·康吉莱姆[9]所说的那样，在科学研究和临床医学中，思想和生命（知识和生命）之间暗中存在着分裂。生命是一个从外部审视的对象。但是，如果我们把注意力转向"说话的主体"（甚至如福柯所说，这个主体是通过坦白和隐瞒的技巧形成的），我们就会找到治疗中的青少年所采用的另一种存在方式。生命和思想会随着时间的推移而发生转变，治疗经验也不会简单地仅仅与治疗的理念一同运转。

从研究治疗中获得的知识与生活经验没有区别（这种区别不一定通过具身化的语言来体现）。这样一来，经验、主体的哲学与概念、知识和理性的哲学之间的分别，可能没有福柯在写到乔治·康吉莱姆的那篇著名文章《生命：经验和科学》[10]中所提出的那么明显，所谓的真实经验（生活）不是用理性（生命的思想）来衡量的。对生命思考的转变并不会消解生活的体验。相反，它挑战了经验的假设，即成瘾和治疗的经验。[11]如果治疗的成功只能从个体层面进行评估，那么生命的价值就成了个体健康价值的同义词。[12]

我这么说并非暗示自我照护或者说青少年在治疗过程中自我管理的方式形成了某种成瘾经验模

式。价值的创造（康复的价值、吸毒成瘾的价值、"熬过去"的价值和"熬不过去"的价值）是个体层面的，它可能与想象中的治疗干预方式背道而驰。然而，接受治疗的青少年（以及他们的家人），很快就把处于（留在）治疗中的临床价值与治疗中的个人价值联系在一起。在某些方面，这是个很容易看到的问题，但是难点在于避免在成瘾和治疗的叙述中将其拙劣地归因为能动性，特别是当疾痛叙事成为所有知识的来源时，更是增加了难度。按照人类学写作的惯例，说话的主体讲述一个故事，其中不舒服的细节引起人们的注意，并提出关于真实性、可信度和所说内容的意义的疑问——同时知道坦白和隐瞒不仅是主体间性形成的过程，也是自我照护的基础。[13] 民族志中对连续性的渴望，与其说是为了创造意义，不如说是为了使其言之有理。

融入体制机构

凯莎来过治疗中心好几次，我也因此认识了她，她的人生被家庭和体制机构相互拉扯。我得以认识凯莎和她母亲是通过一位门诊协调员的关系，他是个神经紧张的小个子男人，总是时刻盯着，想要立刻逮住下一次吸烟休息的机会。15 年前，也就是凯莎的母亲只有 16 岁的时候，她就来到这里接受治疗，于是便和门诊协调员认识了。门诊协调员第一次见到凯莎之后，跟我说："我觉得自己像一棵树。你把树拦腰砍断，数一数年轮，就会看到一代又一代来到这里的女孩。妈妈、女儿……谁知道我会不会有一天在这里遇见凯莎的女儿呢？（笑着说）这他妈谁知道呢？"

尽管得忍受凯莎眼中的怒火，但凯莎妈妈和门诊协调员之间的重逢意外地欢快。经过数月的交谈，凯莎描述了她和妈妈之间复杂交错的角色（母亲、女儿、看护者、朋友、管教者），这比代代相传的吸毒还要复杂。[14] 凯莎跟我说，她认为自己是"自己亲妈的妈"，她有时要照顾弟弟妹妹，所有家务活也都一肩挑。"我妈她嗑药（毒品）。我不骗你，她就在家里嗑。然后我就说，'你自己滚出去，要不我就把你撵出去'。而她会和她男朋友之类的人一起离开几天。所以能怎么办呢？就得管这些破事儿啊。"

在凯莎的描述中，围绕吸毒形成了非常明显的家庭生活和亲属关系，但显然，这与吸毒在亲属网络中形成亲密关系的观点大相径庭。[15] 吸毒给凯莎的家庭关系带来了不小的压力，威胁到了"家"这一概念的维系。凯莎和她妈妈在药物滥用的问题上似乎想寻求某种平衡，她们争相寻求照护，又在被迫接受照护时心生怨恨。凯莎滥用药物时，她妈就会大发雷霆（"疯掉了，一个疯疯癫癫的伪君子。"凯莎说）。因为吸毒，凯莎妈妈也曾多次将凯莎赶出家门，或迅速将凯莎"送到"住院治疗中心。我第一次有机会和凯莎单独说话时，聊起了她妈妈，凯莎告诉我她很高兴能再回到这里治疗：

> 至少我在这里的时候她就不能吸毒了。如果我不在，谁来照顾她的孩子？我在这里的时候，我妈她就必须得有个妈妈的样子。所以，现在我挺高兴的。但我一出去她就吸毒，像是故意打我脸一样。我现在待在这儿就挺好。

吸毒不断重新排列凯莎和她妈妈之间的照护关系，也不断重新定义照护（在特定的时间里，谁得到照护，以及照护如何进行）。凯莎让自己融入治疗和监禁系统，正是因为她觉得这是她处理家事的一条出路。凯莎这样描述了她复吸，继而再次进入治疗中心的心路历程：

> 我还年轻，有自己的生活。我觉得她（凯莎妈妈）想要和我交换人生。我可不想照顾她的倒霉孩

子，也不想做她的倒霉妈妈，但她就是这么狗逼。所以有时候我就想，"管他妈的"。"我想嗨，那我就去嗨了"，然后就能甩开她的烂摊子了。

在住院治疗中心进行几次治疗后，凯莎被转到门诊治疗了，只需每周去一次门诊即可。我问凯莎对这一变动的想法，她说：

我不能在家服药。妈的，好不容易能像我进戒毒所之前一样，刚刚恢复正常，妈妈有个妈妈样了。我真他妈累死了！我（对医务人员）说这样不行。但我知道他们不会让我一直躲在这里。

门诊治疗失败后，凯莎只回过一次住院治疗中心。然后她又一次出院接受门诊治疗，但从未到访。当联系上她妈妈时，我得知凯莎殴打了邻居家的一个女孩，下手非常重，打到女孩进医院，结果凯莎就被捕入狱了。治疗中心里来来去去的年轻人，常常在回到原来的生活环境后与我断了联系，但凯莎不一样，她消失在另一个机构中，从而与我断了音讯。从某种意义上说，戒毒作为逃离家庭的方式已被凯莎用尽了，于是她试着融入到另一个机构中。

两者之间——茫茫无踪迹

许多人消失在"系统"（治疗中心的临床医生和社会工作者广泛使用的术语，用来描述接受治疗的青少年所面对的诸多机构）之外。我很早就在治疗中心遇到凯文了。一开始和他的接触就引发了我对消失的疑问。

凯文刚刚离开治疗中心但还没回到家时，我突然发现怎么也找不到他了。过去，凯文在学校、监狱、职业培训机构、医院、戒毒中心、寄养家庭和各处落脚点之间游走。因为变动都发生在巴尔的摩市内，所以地理位置还算固定。

我第一次见到凯文时，法院下令让他在受审前在戒毒所待一阵子（不是他的第一次，从谈话中预感这也不是他的最后一次）。他偷了他妈妈的卡车，她妈妈把他告上了法庭（这也不是第一次）。尽管从被捕到初审的过程中，凯文恰好满了 18 岁，但仍被认视作未成年人。在预审听证会上，法官问凯文偷卡车时是不是喝醉了：是的，烂醉如泥。法官问他案发时有没有吸毒：有的，吸了大麻。实际情况肯定更加复杂。然而，基于以上两点，法官依然决定把他送去戒毒而不是关在少管所，凯文得一直待到正式审判的那天。

　　第一次和凯文说话时，他讽刺地说自己是"惯犯的写照"，语气中带着嘲讽的意味，然而却难以捉摸其背后的深意；凯文并没有完全进入谈话的状态，而是一直后退闪躲（我们谈话时他反复说"找不到合适的词"）。仍待回答的问题是：凯文是"惯犯的写照"吗？无疑是的。但他一次又一次回到了什么样的状态呢？他似乎在体制机构的来回穿梭之间，让自己与之融为一体，在其中永远可以找到他。

　　凯文受审的那天，他母亲撤销了所有指控。一天后，他从戒毒所出来了。我继续和凯文通电话，并去了他在巴尔的摩最南端布鲁克林区的家三次。几个星期没有联系后，我不声不响地开车过去，看能不能在他家找到他，但是到了之后发现他家的房子已经被拆了。我敲开了邻居家的门，得到的回答要么含糊其辞，要么充满敌意。我打过凯文的手机、他妈妈的手机，还有他妈妈的工作电话，一无所获。最终，他妈妈也消失了。我联系了负责凯文案件的惩教署假释官，但他也没能联系上凯文，由于现在指控已经撤销，在法院系统内也找不到凯文的踪迹。凯文就此不知所踪。

　　从 11 岁开始到现在，凯文已被捕了 26 次。他13 岁开始抽大麻，16 岁开始酗酒。和妈妈同住的时间里，他发现自己麻烦不断，因为很多亲戚和熟人要么来家里玩，要么借住于此，往往一住就是几个星期，似乎总是让他忍不住"胡说八道"。被捕入狱对凯文而言是把双刃剑："有时候你要休个假。"我问凯文总是被某个机构束缚是什么感觉，他说：

我是说，有点像你得到保护之类的。我妈妈的那些男朋友，一个一个都把我整得很惨，打我……做各种坏事，抢我的东西……但我的假释官一过来，就没人会惹我，因为他们知道假释官会检查暴力痕迹。我觉得像是邻里间的守护者。

我问凯文，从他第一次被捕以来，有没有什么时候是不待在各式的司法或医疗环境中的，他一脸茫然地看着我。当然没有——看看凯文在体制机构中生活的频率和时间，他在其中的生活似乎不知道从何开始，也不知道会在何时结束，那我问他还有什么意思呢？"都一样。"他告诉我。上次我们见面时，我开了个玩笑，说他让我的工作太容易进行了，因为我总能找到他。他笑着说，"我的生活是一本摊开的书，就像电话黄页一样"。

通过凯文的故事，我提出了两个问题，一个是关于临床医学的问题，一个是关于民族志的问题。首先，作为治疗过程的一部分（这里我具体指的是药物依赖治疗）意味着什么？这里说的是治疗过程瞬息万变，以及接受"治疗"的人物所在的地点也变化无常。其次，机构内部和机构之间"可见"的局限又在哪里？还有一个问题卡在这两个问题之间，即对民族志调查需要依赖某些机构提供必要"接触"才能进行的担忧。

病史中的描述是凯文故事的一个版本，这个故事整整齐齐地写在治疗记录表中。从中可以得知，凯文被诊断患有多动症和躁郁症。在过去的九次住院和一次门诊治疗中，他一直服用思瑞康（一种用于治疗精神分裂症以及与双相障碍相关的急性躁狂发作的药物，作为锂盐的辅助治疗）。凯文曾几次住院治疗精神疾病，他称之为"完全崩溃"，"有时候就是事情压力太大，有些东西需要释放出来"。有一次，他在妈妈家附近的一个中餐外卖窗口排队。排着排着，他开始疯狂地击打空气，"就像打仗一样"，不知为什么，虽然他说想要停下来，但就是停不下来。后来，警察来了，想让他平静下来，最后还是直接把他带到急诊室。"他们把我放在了门口，告诉急诊室的医生说'他疯了'。医生给我打了一针，那次真把我搞乱了……

我真的觉得自己疯了。"在住院期间，他看过好几位精神科医生，但都不记得他们的名字，也不记得开药的情况。我问他有没有觉得自己患有某种精神疾病时，他回答："你知道附近的这些地方多让人崩溃吗？"从我们在戒毒中心的第一次会面开始，一直推动我们谈话的话题就是各种影响他向着"好"与"不好"发展的因素。凯文从来没有真正谈论过他的吸毒问题，据说与凯文在治疗中心的许多同伴相比，他的情况已经算是轻的了。吸毒似乎是凯文用来处理其他情况（内部和外部）的一种手段。

还有其他关于临床医学的问题。最后一次治疗期间，凯文被检查出衣原体阳性。从谈话中，很容易得知他过去因淋病和衣原体感染接受治疗（都是在巴尔的摩卫生部门性病诊所）。凯文表示已经做过很多次艾滋病毒检测，但都懒得来取报告（或者不想和我讨论这个问题）。"去他妈的，我可是干干净净的。"凯文在我们的每次谈话中都气喘吁吁，虽然我总不愿意问起这件事，但他不止一次地用"软蛋""气短鬼"来形容治疗中心的其他人，似乎是一种带有自知之明的古怪暗示。

那么问题是什么呢？与许多临床医学环境一样，药物治疗中心是·个暴露多重医疗问题的地方——针对特定疾病（主要是传染性疾病）和不适（主要是精神疾病）进行系统性的筛查和诊断。虽然这些事情很值得记录（从民族志和其他角度），但指出这一事实并没有什么独到之处。这里发生的完全是另一回事，当个人穿梭于各种医疗－司法机构时，诊断的结果与他们一路相伴，而对体制机构来说最紧迫的，是为眼下的不适症状重新排序。当凯文因为某事入院时，不管是这次在中餐外卖窗口崩溃，还是另一次在购物中心的美食广场呆坐几个小时，最重要的一点是他患有精神病。当他吸毒酗酒时，他就是一个滥用药物的青少年。当他反复出现在性病诊所时，他就是艾滋病感染的高风险人群。要是觉得这些命名之间没有交集，那就大错特错了，但是理解它们如何产生交集——如何在医疗中"重新排序"病症的名称——是非常重要的。这也导致（迫使）人们对共病有一个全然不同的概念。共病的概念，就是假设疾病是同时发生或相互协同发生的，但在这里，疾病的发生是按外在重要程度标记与排序的。在诊所里，是否需要通过第三方支付机构进行医疗救助（或者治疗是否免费）这一特定情况也是影响排序的关键要素。凯文很少在任何治疗项目中待满足够时间，因而这些身份的名称不能形成某种有说服力的理解，或者揭示出某种结合了他经历的临床医学以及其他方面的事情的潜在的东西。

融入家庭

我追踪的两个青少年死了。几个月前，我最后一次在诊所以及他们称之为"家"的环境中与他们交谈，之后他们就死了。他们的死亡迫使我重新思考许多事情，尤其是怎么把他们的死亡写进书中而不至于太过偏离主题，还要避免把他们的死亡写成故事里难逃的宿命。

坦娅就是巴尔的摩本地人，家离治疗中心也不远。我第一眼注意到的就是，她看起来比治疗中心其他的同龄女孩年轻多了。她很早熟，也非常自信。因为曾在西弗吉尼亚和特拉华的大家庭中消磨了许多夏日时光，所以坦娅说起话来略带南方口音。在被控藏毒并被送进治疗中心之前的几个月里，她就开始和男朋友一起吸食海洛因。

坦娅讨厌住院治疗，也讨厌机构生活的烦琐和规矩。她想在束手束脚的治疗中心外给自己找个家。坦娅表达了对独立的渴望，但她滔滔不绝地描述她对男朋友的依赖和彼此间复杂的关系："他对我很好的，不会对我动手。我们有时会吵架，但你也知道，哪有情侣不吵架的？"她花了很大篇幅描述和男朋友的性爱史，显然是为了证明男朋友对她的爱，但证明中也有一些让人绝望的地方，她说出的种种迹象表明这段关系似乎有些不太对劲，于是她的那种热切也变得复杂起来。对男朋友的一些说法，她会故意含糊其辞："他不是皮条客，从来都不会强迫我做任何我不想做的事。我是说，他让我自己选。那也许我会照他说的做，但这还是我的选择。"

坦娅从治疗中心出院两个月后和男友分手了。几乎在出院的同时，她就又开始和男友一起吸毒，有一次，他变得粗暴起来，强行要她卖身去换毒品或换钱来一起嗑药。坦娅拒绝了，于是被狠狠揍了一顿。她男友离开公寓前，把她的衣服一股脑放进浴缸里烧了，也把坦娅从朋友那里借来的车的玻璃给砸了。事发几周后，坦娅夹着一支烟，在袅袅烟雾中，向我说起这些细节。这天下着细雨，我们在她家附近便利店外的长凳上见了面。

那个贱人房东终于把我赶了出去！那天消防队来灭火，第二天我就遭了殃。房东说："我找到了你吸毒的工具。"我知道是消防队找到的。她还觉得我是出去卖的，去她的吧！她对一个满脸伤痕的女孩赶尽杀绝！

说来也怪，最终收留坦娅的是她男友的姑姑。"我没带衣服，他走的时候偷了我的钱包，我所有的钱、身份证之类的东西都在里面。他大概想把我撇下等死吧（大笑）。她（前男友的姑姑）倒是一直很喜欢我，把我当女儿看"。几个星期过去了，就快到我们下次见面的时候了。我们说好在姑姑家附近的便利店再会面，点些外带食物在外面边吃边聊。我到的时候坦娅已经坐在门口的长凳上了。我一开始竟没有认出她来，她瘦了很多，本就瘦小的她这下更是瘦得脱了相。她穿着一件超大的运动衫，脸凹了下去，手指也被尼古丁熏成棕黄色。我点了吃的回来，直言不讳地对她说："你又吸毒了吧？"坦娅无所谓地耸了耸肩，淡淡地说："是啊。"

姑姑家一群老阿姨收留了坦娅，但她一搬进来就开始注射海洛因。"就像是一份回家的欢迎礼物，就像'这是你的归宿'"。我问她怎么赚钱养活自己，她不肯说（我也没有追问这个问题）。她跟我说因为在便利店偷东西被人抓到了，店里已经不让她进了，这就是她在店前的长椅上与我交谈时慌慌张张的原因。我们说话时，她一直在大街上东张西望，好像在等待（或想要躲开）什么人。

坦娅手机停机后，我就联系不上她了。之后我也去过她家几次，但一直没人应门。上次谈话结束后的几个月，我在诊所的登记表中找到了她住在特拉华州的继父的联系电话。我和他通了电话，他告诉我坦娅一个月前死于吸毒过量的并发症，说完就直接挂断了电话。

康复与消失

杰夫完全不吸毒了。在治疗中心待了几个星期并接受了一个月的门诊治疗后，他也完全停止了治疗。"我已经戒了，不吸毒了，连大麻都不碰。我又做回了自己，"我开车拐到他家时，他告诉我说，"我就像变了一个人一样，你知道吗？必须的，我没有犯错的余地。我赚了钱，还坐到现在的位子，很不容易的。"

杰夫离开戒毒所仅仅三个多月就被枪杀了。目前还不清楚是毒品交易过程中出了问题，还是他和另一个毒贩起了冲突。杰夫离开戒毒所后，我一直通过他表哥和他保持联系，据他表哥说，杰夫脑袋中了两枪。"他肯定没想到会这样，前一秒人还在这里，下一秒就什么都没有了。他肯定都不知道自己怎么死的。"杰夫的表哥说道。葬礼前一周，我还给杰夫的表哥打过电话希望能找杰夫再聊一次，尽管在上次谈话中，杰夫明确表示不想再见到我了。后来，我开车去杰夫表哥家，他又开车带我去了墓地。小小的花岗岩墓碑上放着一朵粉色绢花——碑上只够刻下名字和一行日期，我看到了杰夫的姓和名，以及生于 1991 年，他怎么那么年轻就死了。杰夫的表哥问我能不能给他们捐点钱，因为现在丧葬费还没着落。"当然。"这是我唯一可以说出的话。

　　我和杰夫的最后一次谈话很简短。他在街头重新确立了自己的江湖地位，戒了毒的他变得冷酷无情，也不想再和我说话了。不过我告诉自己，他只是不想和一个让他想起（用他的话说）自己"前世"是瘾君子的人在一起。"戒了就是戒了，就这样，没什么好说的。"杰夫以一种与毒品和戒毒一刀两断的方式证明了自己。上次见到他时，我还能问他几个问题，但在短暂的谈话中，他几乎拒绝和我有任何眼神交流。

　　梅达德：那么，你后悔服药（丁丙诺啡）吗？你觉得这个药有效吗？

　　杰夫：有效？去他妈的有效。只有你想让你的身心摆脱那些垃圾玩意儿，那才有效。哪有什么有

效的药，人们就是懒

　　梅达德：好的。那么，你觉得将来还需要再去治疗吗？我是说万一复吸什么的？或者去那儿获得精神支持？

　　杰夫：为什么？你觉得我为了戒毒付出的努力还不够多吗？我就在这里，做自己该做的事，我操，要回你自己回，我可不回去。

　　无论用了什么方式，杰夫还是成功地戒掉了阿片类药物。而坦娅则陷入了某种吸毒模式中，最终丢掉了自己的性命。这两个故事中都有错综复杂的细节。危机时刻，一群阿姨收留了坦娅，她找到一个家，并感受到了温暖和关怀，甚至有点类似亲情的东西。杰夫戒了所有毒瘾，得以回到他以前贩毒的街头。想要重操旧业，他必须得获得以前的江湖地位，虽然他表哥从未言明，但其在言语中暗示了杰夫为了立威而开过枪。

　　杰夫、凯莎、凯文和坦娅，他们每个人的叙述中都有治疗经验的影子，这些东西重塑了治疗学的意义，但其中还有更多的生活细节，它们出人意料地叠加在成瘾和康复的叙述中。这意味着诊所外的生活世界与诊所内价值和实践的融合是一回事，也许更重要的是提醒我们，不能用成瘾的终局和治疗过程来判断治疗成功或失败。生活是否遵循预期的轨迹，也只能在事后进行积极或消极的评价。杰夫是药物治疗的成功者，他戒了毒还保持下去了。坦娅则是彻头彻尾的失败者，吸毒的情况是愈演愈烈。但最终，他们的结局都一样。

连续与断裂

我跟踪的青少年挑战了民族志工作的连续性概念，或者至少迫使我重新思考这个概念。这并不是说医学人类学意识不到田野中断裂或不连续的地方，反倒是因为在有关药物依赖和治疗的民族志中，这些问题尤为突出。例如，我没想到与塞德里克和梅根就这样突然断了音讯。梅根总说要离开巴尔的摩，塞德里克以为自己会和梅根一起走，但我一直没有发现他们何时离开了。塞德里克搬出了他妈妈的家，他妈妈不知道（或者不愿说）他去了哪里。我打电话到梅根的母亲家，也开车去过那里，因为梅根之前时常会回去探望弟弟妹妹，但她已经几个星期没出现了。梅根的母亲说梅根会回来的，但谁知道呢。我希望能在门诊见到塞德里克，但他没来，他也不再去治疗中心开丁丙诺啡的处方了。

令人惊讶的是，生活在如此强大的体制机构中

的青少年，竟可以如此迅速地抽身离开。这种突如
其来的转变提出了一个棘手的问题：人类学以及医
学可以接受对体制机构多大程度的依赖？在这里，
我的意思有两个方面。首先，对体制机构的依赖源
于在医学课题上进行民族志工作的实用性；其次，
似乎不可能将体制机构从经历疾病与治疗的个体生
命中完全剥离。一旦他们离开这种环境，中断最初
在那里形成的关系，像塞德里克、梅根、凯文和凯
莎这样的青少年又何去何从呢？从他们的治疗经历
中可以看出，人类学研究中尚有一些不被察觉的
"暗面"值得进一步解读。[16] 杰夫、坦娅、凯文和凯
莎各自的人生轨迹使得暗面里的消失与明面里的治
疗同样在场。[17]

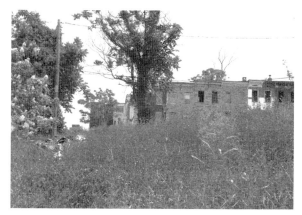

图 6　排屋后院，巴尔的摩西南部

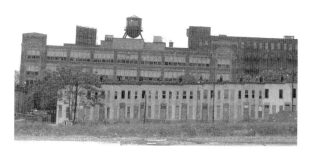

图 7　约翰斯·霍普金斯医院北边的街区

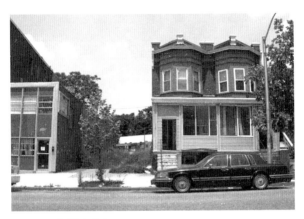

图 8　巴尔的摩东部

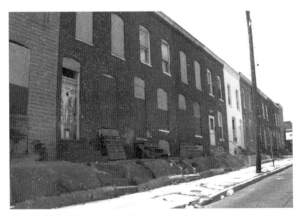

图 9　被占用的废弃的排屋

结　论　持续在场

　　很难说哪里才是故事的结尾。如果简单地在青少年消失之处画上句号，终究不尽如人意，尤其是因为"缺席"（不管是缺席了治疗还是缺席了民族志的凝视）而未必能顺理成章地给治疗过程画上休止符。一般来说，当人们已经不再依赖阿片剂了，或是转而持续使用小剂量的替代治疗药物，往往就意味着治疗的结束。此外，在民族志快写完时提出一个单一的结论似乎显得过于简单，或许也是因为不愿将任何一个人的治疗称作成功或失败——这直接表现出了个体的、主观的医学和以循证医学为基础的集体医学之间的张力。要说是成功的，似乎是在蔑视命运，乞求未来的一切都能脱胎换骨；而如果说是失败的，似乎又浇灭了所有希望的火种。于是，这个问题就变得更加难以回答了。这也再次呼应了乔治·康吉莱姆在治疗教育学文章里的最后句话，他提醒我们希望与挫败离得如此之近·"学习疗愈就是了解今天的希望和最终的溃败之间的矛盾——却不拒绝今天的希望。"[1]

在诊所、家里、快餐店、候诊室、厨房、餐厅隔间、沙发和门廊上的每次谈话中，我都会问他们同一个问题："你对未来是怎么想的？"敏感的人往往在反复追问中恼火起来，我试着在他们的愤怒升级之前，重新表述这个问题（通常他们还是生气了）。但这个问题关注的从来就不是未来真的会怎么样，而是青少年、家人和临床医生如何从眼下的条件出发去构想未来。我也想知道，在这些青少年的脑海中，成瘾和治疗是怎样一幅画面——无论看似矛盾的细节在其中占据了怎样的位置，这画面是否一如康吉莱姆所示，溃败中蕴含着希望？几乎每个人对问题的回答都会在数月中发生改变。有时，他们会想象关于家庭、孩子、亲密关系、金钱、在别处生活或独自生活的场景；其他时候，他们对未来的想象更多地集中在戒毒和戒酒上，或者更笼统地想着反正不是现在的模样；也有一些时候，他们拒绝想象未来，但拒绝本身也是一种回答。由此可见，所谓的未来其实严格来说是没有未来的。

从与青少年的谈话中可见，他们对未来的想法其实和现在的情况相关，"在场"并没有与过去割裂。事实上，他们往往借助过去来应对现在的问题，为某时某刻发生的事情解释或辩白，并常常指向一些尚未实现的未来。"在场"的概念（和"在那里"一样作为时间标志）让未来成为可能——有了这种可能性，对未来的承诺就来自于当下。"在场"是旷日持久地历经风霜。

塞缪尔·贝克特（Sameul Beckett）在对马赛尔·普鲁斯特（Marcel Proust）小说的评论中提出，"世界不是一日建成的，而是每天都建造一点点"。[2] 纵观这群少男少女的生活，可以清楚地看到这一点。普鲁斯特小说中的人们通过记忆、记忆的对象和当下记忆的重组来感知世界，而这些少男少女也在他们参与的生活中保留了记忆的力量。当下存在于每一天中，并被不断阐释——形成、改变和创造。回想杰夫戒毒回来不久后我和他的第一次谈话，我还记得他是多不情愿讲述自己阿片戒断的经历。"你必须得在那里"——这一表述考住了我，同时也表明了语言的苍白无力。因为在某种意义上，此时的语言已经失去了当时的意义。倒不是说语言与经历相悖，而是他描述痛苦、不适和愉悦的语言，需要"在那里"（being there）才能感知到[3]。就这样一天天、一周周过去，不知何故，他慢慢地确信"在那里"和亲自感觉到的东西不是一回事。

"我他妈的现在就在这里，面对现实吧。"杰夫常常把这句话挂在嘴边，并在胸前挥几下拳头。我喜欢这个表述，不仅仅是因为积极鼓劲（尽管确实如此），也是因为我正试图按照他的建议去实践——面对杰夫的在场。随着时间的推移，杰夫打消了"觉得别人会看透"的不安念头。"即使你就站在我旁边，问我问题，你也啥都不懂。"他解释道。

后来，杰夫事无巨细地讲述了自己的戒断经历，他告诉我，每次回想起来，就得重温一遍那段经历。在某种意义上，描述可以独立存在，因为它不需要参考过去的经验，可是却无法回避过往。杰夫去世前的几周，从我们的最后一次谈话中可以看出些门道，他很想忘记过去，与之一刀两断，他袒露了自己所有的愤怒与悔恨。可是我的"在场"，我"在那里"，恰恰在不断提醒着他那些拼命想要逃离的过往。事实证明，他已不堪重负。我们的谈话只是"挖黑历史"，而杰夫现在在街头非法贩毒的生活需要和过去的成瘾经历划清界限。可如果真是这样，我就没法再和他在一起消磨时光了。

治疗进程不是发生在医学干预之后，而是治疗得以证实之时。我想要处理的是治疗学上"后世"的概念，但其意义可能并不总是那么明了。虽然目前看来药物治疗的后世主要基于当下，但我更关注的是治疗之后会怎样，人们在研究中用完了所有衡量标准之后会怎样。我不禁将目光停留在当下，即使当下时常混合着过往的记忆和对未来的憧憬。我坚信治疗的后世存在于他们余生的每一天中，每一天都形成和改变了治疗的经历，不断赋予意义。贝克特写道："时光和日子无法逃避。我们无法逃避昨天，因为昨天改变了我们，或者被我们改变了。"[4]但我们却不清楚昨天是如何形成与改变当下的，它每天都是（而且必须是）新的。正因如此，我们对待药物依赖的成与败的判断才需要慎之又慎，因为如果头一天治愈了，人们就无法接受第二天的反复。那么，对和我交谈过的人来说，为什么一方面成功如此重要且意义非凡，而另一方面每个人对成功的定义和表现却又如此不同呢？也许让人们接受治疗之路难以把控、变化重重且永无尽头实在太过残忍；也许是因为成败得失之间的区别太过模棱两可，定义成功的条件可能时刻都会发生天翻地覆的变化。这样一来，任何细节都显得很有价值。从长远来看，想要了解丁丙诺啡是不是一种成功的药物疗法，是一个很难回答的问题，说到底，若想真的了解其疗效，就需要一个固定的时间窗口来回顾过去，科学研究就通过临床试验提供了这样一个窗口[5]。然而，在成瘾和康复的结构之外，依然有很多东西是模糊不清的。无论好坏，说到药物滥用，今天的所作所为总是有可能让昨天的努力和明天的希望付之一炬。我们只知道，对接受治疗的青少年而言，药物治疗在他们的生活中占了一席之地，也直接影响了他们的成瘾经历。哪怕没有确定的结果，药物治疗所许下的康复诺言也还是一次又一次地卷入了他们的生活世界。

最后，能结识他们是我的幸运，我尽量不去草草地给他们的生活赋予意义，或是一味地将药物依赖与治疗理论化。相反，我接受了一项有时细腻微妙，却总是充满混乱的任务，那就是展示这些年轻人的生活如何指引药物干预并赋予其价值、内涵与意义。我也知道，所有的这一切都暗含着失败的风险。

注　释

导言

本章题词摘自 Friedrich Nietzsche, *The Gay Science*, trans. Walter kaufmann (New York: Random House, 1974), no. 120, 176–77。

1　该研究由美国国家卫生研究院／美国国家药物滥用研究所（National Institutes of Health/National Institute on Drug Abuse）基 金 赞 助（F31-0202039-Sponsor：约翰斯·霍普金斯大学医学院儿科乔纳森·艾伦博士 [Dr. Jonathan Ellen] ）。约翰斯·霍普金斯大学霍姆伍德审查委员会批准了这项研究（HIRB 第 2006021 号 "药物滥用青少年的治疗环境" ）。文中人物系化名。

2　读作 byoo-pre-NOR-feen。

3　Henry Spiller et al., "Epidemiological Trends in Abuse and Misuse of Prescription Opioids," *Journal of Addictive Diseases* 28, no. 2 (2009): 130–36. 此外，参见 Philippe Bourgois and Jeffery Schonberg, *Righteous Dopefiend* (Berkeley: University of California Press, 2009); Nancy Campbell, *Discovering Addiction: The Science and*

Politics of Substance Abuse Research (Ann Arbor: University of Michigan Press, 2007)。

4 因为我所关注的青少年——哪怕只是一小群——即使在他们短暂的经历中，药物滥用的第一步和使用模式也千差万别，所以不可能总结出一个普遍的、有意义的"青少年药物滥用经验"，一定要说的话，也只会是说空话。然而，这并不表示青少年没有一些较为广泛的使用和滥用的"模式"。我想说的是，如果想理解治疗对个体的影响，从个体出发更为有效，相应地，就得避免泛化或空洞的分类。

5 说到治疗和实验中的身体，我特别想提一下阿德里亚娜·佩特里娜（Adriana Petryna）关于用人类受试者进行随机对照试验的作品，"Ethical Variability: Drug Development and Globalizing Clinical Trials," *American Ethnologist* 32, no.2 (2005): 183–97。在我追踪的成员中，有两个青少年死了——一个死于服药过量，另一个在与毒品有关的枪击中身亡。"暗面"（shadow）这一概念直接来源于安妮特·雷冰的作品 *Shadow Side: Exploring the Blurred Borders Between Ethnography and Life,* ed. Athena McLean and Annette Leibing (Oxford: Blackwell Publishing, 2007)。

6 在这本书里，我用了"青少年"（adolescents）这个术语。就他们的生长发育阶段和在制度上的划分而言，倒也算准确。然而，在我追踪他们的几年里，他们从青春期（在发育和其他方面）过渡到了年轻的成年期——更不用说，由于所处的环境，许多人有着在这个年纪不该有的成熟。我保留了"青少年"这一术语，把他们和成年人区别开，也避免因为术语的变换而造成混淆，并将焦点集中在他们发现自己所处的机构和临床环境上。这个命名，我更多地是从文风考虑，而不是从理论出发。

7 我用术语"追踪"来和"引领"（leading）形成对比，如"引领某人治愈"。但是"追查"（tracing）在这里同样适用，因为我的民族志描述只提供了我试图追踪的青少年的大致情形。

8 Roma Chatterji, "An Ethnography of Dementia," *Culture, Medicine, and Psychiatry* 22, no. 3 (1988): 355–82.

9 疗效偏重于在理想条件下的药物表现，比如临床试验中的疗效；有效性则偏重于在现实生活中，面对很多无法控制的变量情况下的药物有效性。——译者注

10 人们在 1966 年发现了丁丙诺啡。1975 年，唐纳德·贾辛斯基（Donald Jasinski）开始进行一项小型临床试验，使用安非他酮（一种被许可用于治疗中度至重度疼痛的镇痛剂）来治疗成年海洛因成瘾者的阿片类药物依赖。贾辛斯基和他的同事们在巴尔的摩的湾景医院展开了研究工作，该医院是约翰斯·霍普金斯大学的医疗中心之一。随后他们进行了一系列随机对照试验，比较丁丙诺啡（部分 μ 受体激动剂）和美沙酮（全 μ 受体激动剂）的疗效。当时也有许多试验将丁丙诺啡与安慰剂对照组进行比较。根据 2000 年《联邦药物成瘾治疗法》（Federal Drug Addiction Treatment Act）的规定，禁毒署调整了丁丙诺啡的使用，允许医生个人（尽管是以受监管的方式）开药，而不是在美沙酮诊所等受监控的环境中开药。2002 年，美国食品和药品管理局批准了用于阿片类药物依赖治疗的两种新药——速百腾和舒倍生。我在第一章中详细描述了这些历史节点。Nancy Campbell and Anne M. Lovell, "The History of the Development of Buprenorphine as an Addiction Therapeutic," *Annals of the New*

York Academy of Sciences 1248 (2012): 124–39.

11 哈里·马克斯的宝贵著作 [*The Progress of Experiment: Science and Therapeutic Reform in the United States, 1900–1990* (New York: Cambridge University Press, 1997)]。另见 R. J. Matthews, *Quantification and the Quest for Medical Certainty* (Princeton, NJ: Princeton University Press, 1995)。

12 Adriana Petryna, *When Experiments Travel: Clinical Trials and the Global Search for Human Subjects* (Princeton, NJ: Princeton University Press, 2009); 另见 Steven Epstein, *Inclusion: The Politics of Difference in Medical Research* (Chicago: Universityof Chicago Press, 2007)。

13 Campbell, *Discovering Addiction,* 12–28; 另见 Robert Castel, *La gestion des risques* (Paris: Les Editions du Minuit, 1981)。詹尼斯·詹金斯（Janis Jenkins）最近在书 [*Pharmaceutical Self: The Global Shaping of Experience in an Age of Psychopharmacology,* ed. Janis H. Jenkins (Santa Fe, NM: School for Advanced Research Press, 2012), 9] 中，将这种持久的治疗困境描述为"无法治愈的康复"（recovery *without* cure）和"康复后的污名化"（stigma *despite* recovery）。

14 参见 Jacques Derrida, *Archive Fever,* trans. Eric Prenowitz (Chicago: University of Chicago Press, 1995)。我以德里达的方式处理"档案" [the archive (*arkhé*)] 的概念，把它当作一种空间化行动，而思想和对象得以在其中"开展"（commenced）。

15 我沿用了米歇尔·福柯使用的"现在的历史"这个短语 [见 *Discipline and Punish: The Birth of the Prison*, trans. A. Sheridan (NewYork: Vintage, 1977)]；另见 Campbell and Lovell, "History

and Development of Buprenorphine," 132。

16 路德维克·弗莱克（Ludwik Fleck）著作《科学事实之创生和发展》[*Genèse et développement d'un fait scientifique* (Paris: Flammarion, 2008)] 法语版中伊拉娜·洛威（Ilana Löwy）写的前言。

17 在《预后》（公元 168 年）中，盖伦（Galen）将医疗描述为通过从病人到医治者对治疗的期望（事件）的个体疗愈的转变。沿着类似的思路，希波克拉底的著作也证实了他们的观点，即疗愈和症状一样，完全取决于个体。也就是说，疗愈和疾病是个体的表达。具体参见米歇尔·福柯在《临床医学的诞生》前言中对医学人文主义的讨论。*The Birth of the Clinic,* trans. A. Sheridan (NewYork: Vintage, 1973).

18 Georges Canguilhem, *Writings on Medicine*, trans. Stefanos Geroulanos and Todd Meyers (New York: Fordham University Press, 2012), 53–66.

19 就像法语中的治愈（*guérir*）一样。这里或许有新旧术语的混淆，旧术语［源自阿兰·雷（Alain Rey），*Dictionnaire de la langue française*］是"捍卫、保护"。主要的定义是"保护者、保障"，在这个意义上，恰当的术语是"保卫"。而"防备"（guard against）是另一回事了。和岗亭（*guérite*）这个词一样，*guarir* 或由 *garir* 演变而来，意为"保护"。现代术语"保护"（protection）和"安全"（security）仍然指 19 世纪和 20 世纪法国公共卫生的政治主张。关键是我们要在词源学上对时代错误保持一定的警惕。可参见我（与史蒂芬诺斯·杰洛拉诺斯合写）在康古莱姆《医学写作》中的介绍 [*Writings on Medicine* (with

Stefanos Geroulanos), "Georges Canguilhem's Critique of Medical Reason," 1–24]。

20 要阅读康吉莱姆对尼采、伊曼努尔·列维纳斯和其他人思想的陈述，请参阅 Roberto Esposito, *Bíos: Biopolitics and Philosophy,* trans. Timothy Campbell (Minneapolis, MN: University of Minnesota Press, 2008)，尤其是第三章和第四章。

21 参见 Canguilhem, "Qu'est-ce que la psychologie," in *Études d'histoire et de philosophie des sciences* (Paris: J. Vrin, 1968), 367。

22 Canguilhem, *Writings on Medicine*, 55.

23 Georges Canguilhem, *The Normal and the Pathological,* trans. C. Fawcett (New York: Zone Books, 1989), 91.

24 用抗逆转录疗法治疗艾滋病的讨论中，这个问题最为明显。见 João Biehl, *Will to Live: AIDS Therapies and the Politics of Survival* (Princeton, NJ: Princeton University Press, 2007)；另见洛里·伦纳德对美国青少年的研究 [Lori Leonard and Jonathan Ellen, "'The Story of My Life': AIDS and Autobiographical Occasions," *Qualitative Sociology* 31, no. 1 (2008): 37–56]。

25 杰瑞米·格林很好地论证了这一点。Jeremy A. Greene, "Therapeutic Infidelities: Noncompliance Enters the Medical Literature: 1955–1975," *Social History of Medicine* 17, no. 3 (2004): 327–43；另见 Jeremy A. Greene, *Prescribing by Numbers: Drugs and the Definition of Disease* (Baltimore, MD: Johns Hopkins University Press, 2007)。

26 Canguilhem, *Writings on Medicine*, 34–42.

27 Georges Canguilhem, "The Normal and the Pathological," in

Knowledge of Life, ed. Paola Marrati and Todd Meyers, trans. Stefanos Geroulanos and Daniela Ginsburg (New York: Fordham University Press, 2008), 121−33.

28　Canguilhem, *Writings on Medicine,* 43−52.

29　Canguilhem, *The Normal and the Pathological*, 127. 关于建立公共卫生和集体医疗管理中对统计规范的依赖的讨论，见米歇尔·福柯的论文 ["The Birth of Social Medicine," in *The Essential Works of Foucault, 1954–1984, Vol. III, Power*, trans. R. Hurley (New York: The New Press, 2000)]。

30　Virginia Woolf, *On Being Ill* (New York: Paris Press, 2002), 7. 伍尔芙写道，"最普通的女学生，当她坠入爱河时，也会用莎士比亚或济慈的语言来倾诉衷肠；但是，让一个患者试着向医生描述如何头痛，语言就立刻枯竭了"。

31　Canguilhem, *The Normal and the Pathological*, 115.

32　参见欧文·戈夫曼的近作 [*Forms of Talk* (Philadelphia: University of Pennsylvania Press, 1981)]。

33　Arthur Kleinman, *The Illness Narratives: Suffering, Healing, and the Human Condition* (New York: Basic Books, 1987). 这本书讨论了症状学和主体性是如何在人类学理论中得到印证的，也见若昂·比尔（João Biehl）的文章（与 Amy Moran-Thomas 合写）["Symptom: Subjectivities, Social Ills, Technologies," *Annual Review of Anthropology* 38 (2009): 267−88]。

34　Kleinman, *The Illness Narratives*, 5.

35　同上，14。

36　在一篇关于慢性病和死亡的短文 ["A Turn Towards Dying: Presence, Signature, and the Social Course of Chronic Illness in Urban America," *Medical Anthropology* 26 (2007): 205–27] 中，我把疾痛民族志中言说的"角色"（character）描述为在斯特凡尼亚·潘多弗从吉尔·德勒兹那里所理解的"双向生成"（double becoming）的中间点。她写道，"作者向他的角色迈了一步，但角色向作者迈了一步：双向生成。讲故事［法语中的虚构（*la fabulation*）］是带有个人感情色彩的虚构（myth），但也不是完全个人的杜撰（fiction）：言说化为行动（*parole en acte*），让角色不断跨越区分私务与政治界限，其自身就产生了集体话语"。*Impasse of the Angels: Scenes from a Moroccan Space of Memory* (Chicago: University of Chicago Press, 1997), 312–13.

37 Clifford Geertz, *The Interpretation of Cultures* (New York: Basic Books, 1973), 13.

38 关于历史和认识论观点的重要讨论，见 François Delaporte, "Foucault, Canguilhem et les monstres," in *Canguilhem, histoire des sciences et politique du vivant*, ed. Jean-François Braunstein (Paris: Presses Universitaires de France, 2007)。另请参阅米歇尔·福柯的《临床医学的诞生》，它展示了将缺席者纳入新创建（临床凝视）的意义的方法论。关于"沉默"（或者至少是没有叙述）的问题，请参阅斯坦利·卡维尔在一本关于罗伯特·加德纳（Robert Gardner）的电影《极乐森林》拍摄的书里写的简短且有争议的导言。卡维尔写道，"词语的缺失放大了我自己的沉默，或者说，它质疑了自我的沉默"。参见 Robert Gardner, *Making Forest of Bliss: Intention, Circumstance, and Chance in Nonfiction Film* (Cambridge, MA: Harvard Film Archive,

2001), 9。

39 Gérard Jorland and George Weisz, "Introduction: Who Counts?" in *Body Counts: Medical Quantification in Historical and Sociological Perspectives*, ed. G. Jorland, A. Opinel, and G. Weisz (Montreal: McGill-Queen's University Press, 2005), 3.

40 关于医疗失败的后果的讨论，以及失败对治疗实践的预期和期望的影响——特别是他在书中写在巴布亚新几内亚，当地医疗实践和西方医疗干预之间的情况——见 Gilbert Lewis, *A Failure of Treatment* (New York: Oxford University Press, 2000)。

41 关于与患者照护和临床流行病学相关的医疗实践重塑的讨论，参见 Jeanne Daly, *Evidence-Based Medicine and the Search for a Science of Clinical Care* (Berkeley: University of California Press, 2005)。

42 Kurt Goldstein, *The Organism* (New York: Zone Books, 1995).

43 Gilles Deleuze, *Pure Immanence: Essays on A Life,* trans. Anne Boyman (New York: Zone Books, 2001), 58.

44 康吉莱姆告诉我们，像亨利·洛吉耶（Henri Laugier）、亨利·西格里斯特（Henry Sigerist）和科特·戈德斯坦这些不同的作者有一个共同的观点："我们不能简单地通过引用统计平均值来确定正常，而只能通过比较个体与其自身，无论是在一贯的情况下，还是在不同的情况下。" Canguilhem, *Knowledge of Life*, 129. 例如，戈德斯坦并没有放弃诊断类别，而是专注于个体如何存在并改造类别本身。

　　首先，我需要明确的是，当我说深入研究个体成瘾问题，或许更普遍的不适的问题时，有可能打破对集体的认识。我并不主张在医学领域全然追求个体主义，也不是要用特殊性代替普遍性。其次，有一篇关于青少年大脑与成瘾的文献写得很好，既包含青少年大脑与成年人大脑（发育）的区别，也有青少年大脑在各种药物下经受的特殊风险。参见 T. L. Jernigan et al., "Maturation of Human Cerebrum Observed in vivo During Adolescence," *Brain* 114 (1991): 2037–49; 另见 R. E. Dahl and L. P. Spear, eds., "Adolescent Brain Development: Vulnerabilities and Opportunities," *Annals of the New York Academy of Sciences* 1021 (2004): 1–469。我只想更好地描绘和理解青少年药物成瘾的生活——无法被抽象化的个体生活。

45 感谢弗朗索瓦·德拉波特就这些细节提供了意见。也请参见我对乔治·康吉莱姆《医学写作》的介绍（与史蒂芬诺斯·杰洛拉诺斯合写，Georges Canguilhem's *Writings on Medicine*, 23–24）。

46 我指的是拉丁语 *testimonium*，以及它的神学含义：上帝是信仰，真理是证据（*Deus est fides, veritas est testimonium*）。在米歇尔·福柯的著作《性史》第三卷中，我们发现了说（saying）与知（knowing）（忏悔）——以及隐瞒——之间的联系被认为是塑造自我认识的组成部分。

47 Michel Foucault, *Dits et écrits, 1954–1975* (Paris: Gallimard, 1978), 540–41. 感谢桑德拉·洛吉耶让我注意到了这段话。

48 "沉湎于戒断的痛苦"这句话需要感谢罗伯特·德斯加莱斯提供的表述。

49 见 Nikolas Rose, *The Politics of Life Itself: Biomedicine, Power, and Subjectivity in the Twenty-First Century* (Princeton, NJ: Princeton

University Press, 2006); Andrew Lakoff, *Pharmaceutical Reason: Knowledge and Value in Global Psychiatry* (New York: Cambridge University Press, 2006); Adriana Petryna, Andrew Lakoff, Arthur Kleinman, eds., *Global Pharmaceuticals: Ethics, Markets, Practices* (Durham, NC: Duke University Press, 2006)。

50 见 David Courtwright, *Dark Paradise: A History of Opiate Addiction in America* (Cambridge, MA: Harvard University Press, 2001); Jill Jones, *Hep-Cats, Narcs, and Pipe Dreams: A History of America's Romance with Illegal Drugs* (Baltimore, MD: Johns Hopkins University Press, 1999)。

51 住院治疗阿片类药物成瘾的方式并非适用所有人，所以会结合门诊方案以覆盖更多人群。门诊方案有两种，一种是 OTP（Opioid treatment programs），患者需按时到访，获取配发药物，如常见的美沙酮诊所；另一种是 OBOT（Office-based opioiol treatment），患者可以获得标准化门诊服务，按规定取得管制类药物配方。——译者注

52 关于与生物学有关的治疗和临床推理，见 François Dagognet, *La raison et les remèdes* (Paris: Presses Universitaires de France, 1964)。

53 Canguilhem, *Writings on Medicine*, 66.

第一章　旧物新用

1 David A. Fiellin, "The First Three Years of Buprenorphine in the United States: Experience to Date and Future Directions," *Journal of*

Addiction Medicine 1, no. 2 (2007): 62–67; 另见 J. M. Tetrault and D. A. Fiellin, "Current and Potential Pharmacological Treatment Options for Maintenance Therapy in Opioid-Dependent Individuals," *Drugs* 72, no. 2 (2012): 217–28。

2　Reckitt Benckiser Pharmaceuticals, "Reckitt Benckiser Pharmaceuticals Inc. Receives FDA Approval for Suboxone® (Buprenorphine and Naloxone) Sublingual Film C-III" (press release, August 31, 2010).

3　T. R. Kosten, C. Morgan, and H. O. Kleber, "Phase II Clinical Trials of Buprenorphine: Detoxification and Induction onto Naltrexone," *NIDA Monograph* 121 (1992): 101–19; J. W. Lewis and D. Walter, "Buprenorphine—Background to Its Development as a Treatment for Opiate Dependence," *NIDA Monograph* 21 (1992): 5–11.

4　L. Gowing and A. White, "Buprenorphine for the Management of Opioid Dependence: Review," *Cochrane Database of Systematic Reviews* 2, no. 3 (2006): CD002025.

5　同上。

6　N. D. Volkow, "What Do We Know about Drug Addiction?" *American Journal of Psychiatry* 162 (2005): 1401–2.

7　João Biehl, *Will to Live: AIDS Therapies and the Politics of Survival* (Princeton, NJ: Princeton University Press, 2009).

8　Vinh-Kim Nguyen, *The Republic of Therapy: Triage and Sovereignty in West Africa's Time of AIDS* (Durham, NC: Duke University Press, 2010).

9　Adriana Petryna, *When Experiments Travel: Clinical Trials and the*

Global Search for Human Subjects (Princeton, NJ: Princeton University Press, 2009).

10　Andrew Lakoff, *Pharmaceutical Reason: Knowledge and Value in Global Psychiatry* (New York: Cambridge University Press, 2005).

11　Angela Garcia, *The Pastoral Clinic: Addiction and Dispossession Along the Rio Grande* (Berkeley: University of California Press, 2010).

12　M. Fishman, A. Bruner, and H. Adger, "Substance Abuse among Children and Adolescents," *Pediatric Review* 18 (1997): 394–403.

13　Maurice Merleau-Ponty, *The Visible and the Invisible*, trans. Alphonso Lingis (Evanston, IL: Northwestern University Press, 1968).

14　Michael Taussig, *I Swear I Saw This: Drawings in Fieldwork Notebooks, Namely My Own* (Chicago: University of Chicago Press, 2011), xi.

15　George E. Woody, Sabrina A. *Poole, Geetha Subramaniam*, et al., "Extended vs. Short-term Buprenorphine-Naloxone for Treatment of Opioid-Addicted Youth: A Randomized Trial," *Journal of the American Medical Association* 300, no.17 (2008): 2003–11. 该协议的大纲和结果取自伍迪（Woody）等人（2008）和临床试验网络协议网站，http://clinicaltrials.gov/ct2/show/NCT00078130（2008年 11 月 29 日访问）。

16　同上。

17　Carl Levin, "FDA Approval of Buprenorphine" and "FDA Approval of Medication to Combat Heroin Addiction Culminates Long-Fought Battle, Says Levin" (press release, October 9, 2002).

18 United States House of Representatives, *Drug Addiction Treatment Act of 1999: Report Together with Additional Views* (to accompany H. R. 2634; including cost estimate of the Congressional Budget Office) (Washington, DC: Government Printing Office, 1999). 证词中包括约翰·D. 丁格尔（John D. Dingell）代表的来信，他在信中直接谈到了新的使用群体："丁丙诺啡和丁丙诺啡/纳洛酮产品有望触及新的阿片成瘾人群——例如那些无法进入美沙酮计划、不愿参加美沙酮计划的人以及美沙酮不适用的群体（包括少年阿片成瘾者或低剂量阿片剂成瘾者）。"

19 Carl Levin (press release), October 9, 2002.

20 D. R. Jasinski, J. S. Pevnick, and J. D. Griffith, "Human pharmacology and Abuse Potential of the Analgesic Buprenorphine: A Potential Agent for Treating Narcotic Addiction," *Archives of General Psychiatry 35*, no. 4 (1978): 501–16. 巧合的是，乔治·康吉莱姆所著《治疗的教育学方法是否可行？》也出版于 1978 年。

21 林赛·约根森（Lindsey Jorgensen）在为约翰斯·霍普金斯医学院的丁丙诺啡影响研究项目的描述中提供了其他详细信息［其主要研究者是史蒂芬·古德曼（Steeven Goodman）和哈里·马克斯］。

22 Walter Ling and Donald R. Wesson, "Clinical Efficacy of Buprenorphine: Comparisons to Methadone and Placebo," *Drug and Alcohol Dependence* 70 (2003): S49– S57; Warren K. Bickel et al., "A Clinical Trial of Buprenorphine: Comparison with Methadone in the Detoxification of Heroin Addicts," *Clinical Pharmacology & Therapeutics* 43, no. 1 (1988): 72–78.

23 Rolley E. Johnson, Thomas Eissenberg, et al., "A Placebo Controlled Clinical Trial of Buprenorphine as a Treatment for Opioid Dependence," *Drug and Alcohol Dependence* 40 (1995): 17–25; Rolley E. Johnson, Jerome H. Jaffe, and Paul J. Fudala, "A Controlled Trial of Buprenorphine Treatment for Opioid Dependence," *Journal of the American Medical Association* 267, no. 20 (1992): 2750–55.

尽管这些试验始于 1992 年,但值得注意的是,法国人于 1996 年开始使用丁丙诺啡进行办公室门诊治疗,虽然该药仅获许可用于治疗疼痛,可是有关速百腾(高浓度丁丙诺啡)的副作用、反应量以及呼吸窘迫等问题的担忧有了答案。同年,丁丙诺啡开始在适应症以外得到广泛使用。1997 年,先灵葆雅公司与利时洁公司签订了为期 15 年的全球版权协议,可在全球范围内分销丁丙诺啡。先灵葆雅于 2009 年与默克公司(Merck & Co.)合并。参见 Anne M. Lovell, "Addiction Markets: The Case of High-dose Buprenorphine in France," in *Global Pharmaceuticals*, ed. A. Petryna et al. (2006); 也见 Nancy Campbell and Anne M. Lovell, "The History of the Development of Buprenorphine as an Addiction Therapeutic," *Annals of the New York Academy of Sciences* 1248 (2012): 124–39。

24 *Food and Drug Administration*, "Drug Shortage: Drug to be Discontinued Letter from Roxane (ORLAAM [Levomethadyl hydrochloride acetate] Solution)" (press release, August 23, 2003).

25 Herbert D. Kleber, "Naltrexone," *Journal of Substance Abuse Treatment* 2 (1985): 117–22.

26 Warren K. Bickel et al., "A Clinical Trial of Buprenorphine," 72–78.

27 Rolley E. Johnson, Edward J. Cone, et al., "Use of Buprenorphine in the Treatment of Opiate Addiction: I. Physiologic and Behavioral Effects During a Rapid Dose Induction," *Clinical Pharmacology & Therapeutics* 46, no. 3 (1989): 335–43; Paul J. Fudala et al., "Use of Buprenorphine in the Treatment of Opioid Addiction: II. Physiologic and Behavioral Effects of Daily and Alternate-day Administration and Abrupt Withdrawal," *Clinical Pharmacology & Therapeutics* 47, no. 4 (1990): 525–34.

28 Alan Cowan and John W. Lewis, eds., *Buprenorphine: Combating Drug Abuse with a Unique Opioid* (New York: Wiley-Liss Publications, 1995).

29 John W. Lewis and Donald Walter, "Buprenorphine—Background to Its Development"; Thomas R. Kosten, Charles Morgan, and Herbert O. Kleber, "Phase II Clinical Trials of Buprenorphine," *NIDA Monography* 21 (1992):5-11.

30 Katharine P. Bailey, "Pharmacological Treatments for Substance Use Disorders," *Journal of Psychosocial Nursing* 42, no. 8 (2004): 14–20.

31 Mary Jeanne Kreek, "Methadone-Related Opioid Agonist Pharmacotherapy for Heroin Addiction: History, Recent Molecular and Neuro-chemical Research and Future in Mainstream Medicine," *Annals of the New York Academy of Sciences* 909 (2000): 186–216.

32 Mark B. McClellan, "Two Drugs for Opioid Dependence," *Journal of the American Medical Association 288*, no. 21 (2002): 2678.

33 Federal Register, "Buprenorphine Prescribing Practices Survey," 67, no. 233 (2002): 72219; Federal Register, "Meeting on Buprenorphine Treatment," 67, no. 175 (2002): 57445.

34 2000 年 10 月 17 日，比尔·克林顿总统签署了《联邦药物成瘾治疗法》，第 3502 条第 XXXV 款，标题为 "2000 年儿童健康法"（Children's Health Act of 2000），该法允许有资格的医生扩大药物辅助治疗的范围，按照成瘾的戒毒和维持治疗安排附表中的 III、IV 和 V 条，开具处方或分发药物。此外，DATA 允许医生申请并获得《联邦管制物质法》中的特殊注册要求的豁免，从而减轻了医生的监管负担。

35 《联邦管制物质法》是 1970 年国会改革的一部分。附表 V 中的药物包括含有阿片的药物，附表 IV 中的药物包括长效巴比妥类药物和非苯丙胺类兴奋剂。

36 《孤儿药法案》于 1983 年 1 月通过。1994 年，利时洁开发的两种药物于 1994 年获得 "孤儿药" 资格。

37 见 Highlights of Recent Reports on Substance Abuse and Mental Health, U.S. Department of Health and Human Services, Substance Abuse and Mental Health Services Administration, Office of Applied Studies, http://www.oas.samhsa.gov/highlights.htm (accessed 10 October 2008)。

38 L. D. Johnston, P. M. O'Malley, J. G. Bachman, and J. E. Schulenberg, *Monitoring the Future National Survey Results on Drug Use, 1975–2007, Vol. I, Secondary School Students*, NIH Publication No. 08-6418A (Bethesda, MD: National Institute on Drug Abuse, 2007).

39 同上；大卫·A. 菲林（David A. Fiellin）的一篇社论也报道

了这一增长 ["Treatment of Adolescent Opioid Dependence: No Quick Fix," *Journal of the American Medical Association* 300, no. 17 (2008): 2057–59]。

40 John M. Wallace Jr. and Jerald G. Bachman, "Explaining Racial/Ethnic Differences in Adolescent Drug Use: The Impact of Background and Lifestyle," *Social Problems* 38, no. 3 (1991): 333–57.

41 Nancy Campbell and Susan Shaw, "Incitements to Discourse: Illicit Drugs, Harm Reduction, and the Production of Ethnographic Subjects," *Cultural Anthropology 23*, no. 4 (2009): 688–717;另见安吉拉·加西亚关于家庭网络中海洛因的使用的著作（*The Pastoral Clinic*）。

42 Fiellin, "Treatment of Adolescent Opioid Dependence," 2057–59.

43 David A. Fiellin, "The First Three Years of Buprenorphine in the United States," 62–67.

44 N. D. Volkow, "What Do We Know about Drug Addiction?" 1401–02.

45 B. Lopez et al., "Adolescent Neurological Development and Its Implications for Adolescent Substance Abuse Prevention," *Journal of Primary Prevention* 29, no. 1 (2008): 5–35.

46 见 Carl Levin, Congressional Record—Senate, and Commentaries, S1091–S1093, January 28, 1999。

47 该试验检查了接受丁丙诺啡与可乐定治疗的患者体内纳曲酮的转化，摘自 L. A. Marsch, W. K. Bickel, G. J. Badger, M. E. Stothart, et al., "Comparison of Pharmacological Treatments for Opioid-Dependent Adolescents," *Archives of General Psychiatry 62*, no. 10 (2005): 1157–64。

48 同上。

49 P. A. Donaher and C. Welsh, "Managing Opioid Addiction with Buprenorphine: Review," *American Family Physician 73*, no. 9 (2006): 1573–78.

50 有关长期治疗的神经生物学效应的综述，参见 T. R. Kosten and T. P. George, "The Neurobiology of Opioid Dependence: Implications for Treatment," *Science & Practice Perspectives* 1, no. 1 (2002): 13–20。有关长期治疗的心理社会因素的综述，参见 L. Amato et al., "Psychosocial and Pharmacological Treatments versus Pharmacological Treatments for Opioid Detoxification," *Cochrane Database Systematic Reviews 3* (2008): CD005031。

51 Food and Drug Administration, "Subutex and Suboxone Approved to Treat Opiate Dependence" (press release, October 2, 2002).

52 自 1993 年以来，监督服药疗法（Directly observed therapy）已成为治疗结核病的护理标准。参见 Ronald Bayer and David Wilkinson, "Directly Observed Therapy for Tuberculosis: History of an Idea," *Lancet* 345, no. 8964 (1995): 1545。监督服药疗法最近也进入抗逆转录病毒药物治疗领域，参见 Paul Farmer et al., "Letter to the Editor: Directly Observed Therapy for HIV Anti-retroviral Therapy in an Urban U.S. Setting," *Journal of Acquired Immune Deficiencies Syndrome* 36, no. 91 (2004): 642–44。

53 Mary Jeanne Kreek and Frank J. Vocci, "History and Current Status of Opioid Maintenance Treatments: Blending Conference Session," *Journal of Substance Abuse Treatment* 23 (2002): 93–105.

54 J. Gaertner, R. Voltz, and C. Ostgathe, "Methadone: A Closer Look

at the Controversy," *Journal of Pain Symptom Management* 36, no. 2 (2008): e4–e7.

55 这一轮大讨论专门针对医院其中一家诊所的点对点艾滋病毒咨询。该报告由已成为同伴顾问的内科医生和患者共同提供。

56 Anna Ditkoff, "Bloodletting: Can Anything Be Done to Bring Baltimore's Homicide Rate Down?" *The City Paper*, January 23, 2008.

57 见 Todd Meyers, Lori Leonard, and Jonathan M. Ellen, "The Clinic and Elsewhere: Illness, Sexuality and Social Experience among Young African-American Men in Baltimore, Maryland," *Culture, Medicine, and Psychiatry* 289, no. 1 (2004): 67–86；另见 Allan Brandt, "Behavior, Disease, and Health in the Twentieth-Century United States: The Moral Valence of Individual Risk," in *Morality and Health: Interdisciplinary Perspectives,* ed. A. Brandt and P. Rozin (New York: Routledge, 1997), 53–78.

58 后来有人告诉我，"剑"代表了赫尔墨斯所携之物，象征和平。但是，它看起来还是像一把剑，患者抱怨说药丸上这把剑的图案让药不好一切两半。

59 Truesdell S. Brown, *Timaeus of Tauromenium* (Berkeley: University of California, 1958).

60 S. J. Becker and J. F. Curry, "Outpatient Interventions for Adolescent Substance Abuse: A Quality of Evidence Review," *Journal of Consulting and Clinical Psychology* 76, no. 4 (2008): 531–43.

61 H. D. Kleber, "Methadone Maintenance Four Decades Later: Thousands of Lives Saved but Still Controversial," *Journal of the American Medical Association* 300, no. 19 (2008): 2303–05.

第二章 清修生活

题词出自加斯东·巴什拉。[Gaston Bachelard, *The Poetics of Space*, trans. M. Jolas (New York: Beacon Press, 1994), 47.]

1 熟悉马里兰药物滥用治疗领域的人可能都已经知道我在哪家住院治疗中心进行研究的,虽然我已经拿到研究许可,但为了尽可能地保持匿名,我还是在书中隐去了治疗中心的名字。我这样做主要出于两个原因:首先,我不希望医生、工作人员和病人的身份被识别出来——至少不容易让人把故事里的名字和面孔对号入座。我写这篇文章绝不是为了揭露什么,我很清楚医生和工作人员工作之难。其次,虽然作为故事发生地的治疗中心扮演着很重要的角色,但我认为,就像其他一些临床和非临床的机构一样,这个空间给墙内和墙外的社会世界带来了千丝万缕的联系。换句话说,我并不是想简单地写治疗中心的制度史。

2 对治疗互动中产生的言语和人格的类型讨论,见 E. Summerson Carr, *Scripting Addiction: The Politics of Therapeutic Talk and American Sobriety* (Princeton, NJ: Princeton University Press, 2010)。

3 P. Clemmey, L. Payne, and M. Fishman, "Clinical Characteristics and Treatment Outcomes of Adolescent Heroin Users," *Journal of Psychoactive Drugs* 36 (2004): 85–94.

4 同上;另请参阅 David Moshman, *Adolescent Rationality and Development: Cognition, Morality, Identity,* 3rd edition (New York: Psychology Press, 2011)。

5 P. Clemmey, L. Payne, H. Adger, and M. Fishman, *Manual for a*

Short-Term Residential Treatment Program for Adolescent Substance Use Disorders [title amended] (Bloomington, IL: Chestnut Health Systems, 2003).

6 同上。

7 同上。

8 Maurice Merleau-Ponty, *The Structure of Behavior*, trans. Alden L. Fisher (New York: Beacon Press, 1963), 62.

9 Michel Serres, *The Five Senses: The Philosophy of Mingled Bodies* (New York: Continuum Press, 2009), 3.

10 "58 Indices of the Body," in *Jean-Luc Nancy, Corpus*, trans. Richard Rand (New York: Fordham University Press, 2008), 150−60.

11 Allan Young, *The Harmony of Illusions: Inventing Post-Traumatic Stress Disorder* (Princeton, NJ: Princeton University Press, 1997).

12 参见本书的第一章。另见 George E. Woody, Sabrina A. Poole, Geetha Subramaniam, et al., "Extended vs. Short-term Buprenorphine-Naloxone for Treatment of Opioid-Addicted Youth: A Randomized Trial," *Journal of the American Medical Association* 300, no. 17 (2008): 2003−11。

13 Kurt Goldstein, *The Organism* (New York: Zone Books, 2000), 30.

14 同上，324。

15 主要引自乔治·康吉莱姆；另见章节 "Health: Popular Concept and Philosophical Question," in *Writings on Medicine,* trans. Stefanos Geroulanos and Todd Meyers (New York: Fordham University Press, 2012)。

16 同上。

17 Serres, *The Five Senses*, 85.

18 同上，150。

19 Gilles Deleuze, *Francis Bacon: Logic of Sensation*, trans. Daniel W. Smith (Minneapolis: University of Minnesota Press, 2006).

20 参见丹尼尔·史密斯（Daniel W. Smith）在译者序中对德勒兹的《弗兰西斯·培根》（*Francis Bacon*）的介绍（"Deleuze on Bacon: Three Conceptual Trajectories in *The Logic of Sensation*," xiii.）

21 Shigehisa Kuriyama, *The Expressiveness of the Body in Greek and Chinese Medicine* (New York: Zone Books, 2000).

22 Deleuze, *Francis Bacon*, 6.

23 Michel Foucault, *Dits et écrits, Tome 1, 1954–1975* (Paris: Gallimard, 1978), 540–41.

第三章 照护的挪用

1 Annemarie Mol, *The Logic of Care: Health and the Problem of Patient Choice* (London: Routledge, 2008).

2 同上，29。

3 同上，48–53。

4 Arthur Frank, "Stories of Illness as Care of the Self: A Foucauldian Dialogue," *Health* 2 (1998): 329.

5 Michel Foucault, *The History of Sexuality*, *Vol. 3*, *The Care of the Self*, trans. Robert Hurley (New York: Pantheon, 1986); Michel Foucault, "Technologies of the Self," in *Technologies of the Self*, ed. L. H. Martin, H. Gutman, and P. H. Hutton (Amherst: University of

Massachusetts Press, 1988), 16–49.

6 Sandra Laugier, "Wittgenstein and Cavell: Anthropology, Skepticism, and Politics," in *The Claim to Community: Essays on Stanley Cavell and Political Philosophy*, ed. Andrew Norris (Palo Alto, CA: Stanford University Press, 2006); Stanley Cavell, *Little Did I Know: Excerpts from Memory* (Palo Alto, CA: Stanford University Press, 2010); Pascale Molinier, Sandra Laugier, and Patricia Paperman, eds., *Qu'est-ce que le care?: Souci des autres, sensibilité, responsabilité* (Paris: Payot, 2009).

7 ethics of care，也译作"关怀伦理学"。学界目前对 care 一词的翻译主要有照护、关怀、关照等，文中为了统一，尽量都译作"照护"，具体术语请参考括号中的英文。——译者注

8 Carol Gilligan, *In a Different Voice: Psychological Theory and Women's Development* (Cambridge, MA: Harvard University Press, 1983); Vanessa Nurock, ed., *Carol Gilligan et l'éthique du care* (Paris: Presses Universitaires de France, 2010).

9 Michel Foucault, "The Ethics of the Concern for Self as a Practice of Freedom," in *The Essential Works of Foucault, 1954–1984, Vol. I, Ethics: Subjectivity and Truth,* ed. P. Rabinow (New York: The New Press, 1997), 281–302.

10 Marie Garrau and Alice Le Goff, *Care, justice, dépendance: Introduction aux théories du care* (Paris: Presses Universitaires de France, 2010); 另见 Frédéric Worms, *Le moment du soin* (Paris: Presses Universitaires de France, 2010), and JeanPhilippe Pierron, *Vulnérabilité: Pour une philosophie du soin* (Paris: Presses Univer-

sitaires de France, 2010)。

11 Frédéric Worms, Céline Lefève, Lazare Benaroyo, and Jean-Christo-phe Mino, eds., *La philosophie du soin* (Paris: Presses Universitaires de France, 2010); 另见 Olivier Doron, Céline Lefève, and Alain-Charles Masquelet, eds., *Soin et subjectivité* (Paris: Presses Univer-sitaires de France, 2010)。

12 U.S. Department of Justice, Drug Enforcement Administration, Office of Diversion Control, "Schedule of Controlled Substances: Proposed Rule: Rescheduling Buprenorphine from Schedule V to Schedule III" (press release, March 21, 2002); *National Institutes of Health*, "Buprenorphine Approval Expands Options for Addiction Treatment," *National Institute on Drug Abuse Research News* 17, no. 4 (2002): 1.

13 Reckitt Benckiser Pharmaceuticals, "First New Addiction Treatment Products in 30 Years Approved for In-Office Treatment" (press re-lease, October 9, 2002).

14 National Institutes of Health, "Hearing before the Health, Ed-ucation, Labor, and Pensions Committee United States Senate: 'Oxycontin, Balancing Risks and Benefits'" (statement of record, February 12, 2002).

15 J. Gaertner, R. Voltz, and C. Ostgathe, "Methadone: A Closer Look at the Controversy," *Journal of Pain Symptom Management* 36, no. 2 (2008): e4-e7; A. G. Lipman, "Methadone: Effective Analgesia, Confusion, and Risk," *Journal of Pain and Palliative Care Pharma-cotherapy 19* (2005): 3-5.

16 Gaertner et al., "Methadone," e4.

17 至少就戒毒而言，去专业化的趋势似乎与乔治·韦斯（George Weisz）的重要著作 [*Divide and Conquer: A Comparative History of Medical Specialization* (New York: Oxford University Press, 2006)] 中描述的整个 20 世纪专业化的增长背道而驰。

18 见 B. R. Meier and A. A. Patkar, "Buprenorphine Treatment: Factors and FirstHand Experiences for Providers to Consider," *Journal of Addictive Diseases* 26, no. 1 (2007): 3–14; 另见 H. K. Knudsen, L. J. Ducharme, and P. M. Roman, "Early Adoption of Buprenorphine in Substance Abuse Treatment Centers: Data from the Private and Public Sectors," *Journal of Substance Abuse and Treatment* 30, no. 4 (2006): 363–73。

19 Jerome H. Jaffe and Charles O'Keeffe, "From Morphine Clinics to Buprenorphine: Regulating Opioid Agonist Treatment of Addiction in the United States," *Drug and Alcohol Dependence* 70 (2003): S3–S11.

20 Christopher S. Wren, "In Battle against Heroin, Scientists Enlist Heroin," *New York Times,* June 8, 1999.

21 L. Amato, S. Minozzi, M. Davoli, S. Vecchi, M. M. Ferri, S. Mayet, "Psychosocial and Pharmacological Treatments versus Pharmacological Treatments for Opioid Detoxification," *Cochrane Database Systematic Reviews* 3 (2008): CD005031.

22 David A. Fiellin and Patrick G. O'Connor, "Office-Based Treatment of OpioidDependent Patients," *New England Journal of Medicine* 347 (2002): 817–23; John O'Neil, "Vital Signs: A New Drug Means

a New Venue," *New York Times,* October 15, 2002; Richard Pérez-Peña, "New Drug Promises Shift in Treatment for Heroin Addicts," *New York Times,* August 11, 2003.

23 Sharon L. Walsh and Thomas Eissenberg, "The Clinical Pharmacology of Buprenorphine: Extrapolating from the Laboratory to the Clinic," *Drug and Alcohol Dependence* 70 (2003): S13–S27.

24 L. E. Sullivan and D. A. Fiellin, "Narrative Review: Buprenorphine for OpioidDependent Patients in Office Practice," *Annals of Internal Medicine* 148, no. 9 (2008): 662–70.

25 同上, 665。

26 Alison L. Koch, Cynthia L. Arfken, and Charles R. Schuster, "Characteristics of U.S. Substance Abuse Treatment Facilities Adopting Buprenorphine in Its Initial Stage of Availability," *Drug and Alcohol Dependence* 83, no. 3 (2006): 274–78.

27 关于美沙酮在基础医疗机构中使用的更多信息, 参见 Patrick G. O'Connor et al., "A Randomized Trial of Buprenorphine Maintenance for Heroin Dependence in a Primary Care Clinic for Substance Users versus a Methadone Clinic," *American Journal of Medicine* 105 (1998): 100–105; Patrick G. O'Connor et al., "Three Methods of Opioid Detoxification in a Primary Care Setting: A Randomized Trial," *Annals of Internal Medicine* 127, no. 7 (1997): 526–30; Barbara J. Turner et al., "Barriers and Facilitators to Primary Care or Human Immunodeficiency Virus Clinics Providing Methadone or Buprenorphine for the Management of Opioid Dependence," *Archives of Internal Medicine* 165 (2005): 1769–76; Walter

Ling, Leslie Amass, Steve Shoptaw, Jeffrey J. Annon, et al., "A Multi-Center Randomized Trial of Buprenorphine-Naloxone Versus Clonidine for Opioid Detoxification: Findings from the National Institute on Drug Abuse Clinical Trials Network," *Addiction* 100 (2005): 1090–1100。

28 关于治疗环境结果的回顾，参见 E. Day, J. Ison, and J. Strang, "Inpatient Versus Other Settings for Detoxification for Opioid Dependence," *Cochrane Database of Systematic Reviews* 2 (2005): CD004580。

29 David A. Fiellin, Robert A. Rosenheck, and Thomas R. Kosten, "Office-Based Treatment for Opioid Dependence: Reaching New Patient Populations," *American Journal of Psychiatry* 158 (2001): 1200–04.

30 Baltimore City Council President, "City Council President Stephanie RawlingsBlake Calls for Public Hearing on Heroin Treatment: President to Request Expansion on City's Buprenorphine Availability" (press release, March 26, 2007).

31 Knudsen, "Early Adoption of Buprenorphine," 363.

32 Suzanne McMurphy et al., "Clinic-Based Treatment for Opioid Dependence: A Qualitative Inquiry," *American Journal of Health Behavior* 30, no. 6 (2006): 544–54.

第四章　治疗与原因

1 Erika Niedowski, "Success, Setbacks in France, French Approach to

Drug Offers Lessons that U.S. Has Largely Overlooked," *The Baltimore Sun*, December 17, 2007; Fred Schulte and Doug Donovan, "Drug Earning Millions Despite 'Orphan' Label: Status Granted Before Law Increased Use of 'Bupe'," *The Baltimore Sun*, December 18, 2007; Doug Donovan and Fred Schulte, "Not a Cure-all: Despite Praise, 'Bupe' Alone Isn't Enough to Break Addicts of Destructive Routines," *The Baltimore Sun*, December 18, 2007.

2 Fred Schulte and Doug Donovan, "The 'Bupe' Fix, Promoted by the U.S. as a Treatment for Opiate Addiction: Buprenorphine Has Become One More Item for Sale in the Illegal Drug Market," *The Baltimore Sun*, December 16, 2007.

3 Rebecca Alvania, "Drug Disabuse: Bupe Treats Heroin Addiction Easily and Safely but Remains Hard to Come By," *The City Paper*, December 19, 2007.

4 医生人数不包括在《美国法典》第 21 篇第 823（g）（1）节授权的治疗项目中工作的人员，他们可以分配（但不能开处方）阿片类治疗药物。根据《美国法典》第 21 篇第 823（g）（1）节注册的治疗方案对患者不作限制。

5 2008 年 3 月，我对巴尔的摩地区的医生（n=126）进行了一项随机电话调查，这些医生在 2000 年后获得了药物滥用与精神健康服务局开具丁丙诺啡处方的许可。在对目前门诊中开速百腾或舒倍生处方的医生（n=86）进行的八个问题的简短电话调查中，没有一个医生报告说他们认为自己的患者在非法销售或分销药物，也没有人收到任何关于非法销售或销售的报告（除了《巴尔的摩太阳报》的文章，这些文章是专门引用的）。当我问医生

是否认为他们的病人在滥用药物时，鉴于其剂量后应用，也就
是舒倍生的低滥用潜力，有几个医生反问道："你知道药物是如
何起作用的，对吗？"关于信任问题，我所感兴趣的是医生对滥
用和转用的看法，而不是经验上认定的病例。

6　Rolley E. Johnson, "Letter from Reckitt Benckiser VP for Scientific
and Regulatory Affairs," *The Baltimore Sun*, December 17, 2007. 以
下是他声明的摘录：

我们致力于减少这种令人难受和遭受误解的疾病状态带来
的危害，并尽可能帮助更多的人获得有效的长期治疗。为此，
我们与政府、成瘾性医学会和成瘾性领域的关键意见领袖紧
密合作，为美国数百万需要治疗的普通民众提供医疗服务……
我们的目标是让丁丙诺啡有力地干预治疗威胁公共健康的疾病。
当然，无论是公司还是我个人，都很担心我们的产品受到任何
可能的误用和/或转移，并且从一开始就致力于建立机制，使我
们能够与政府、执法部门以及医院合作，以遏制此类非法活动
的可能性和范围……此外，公司已经并将继续花重金创建防滥
用分销网络。我们也已经并将继续与我们的医生保持积极和开
放的沟通，给他们培训，尽可能地减少药物潜在转移和误用的
可能。公司在这方面大量和持续的额外财务投资，一开始就被
纳入了该疾病业务开发的成本……

这和成瘾治疗一样被打上了很深的烙印，也有内在的风险。
这种类型的任何治疗都会给公司带来额外的负担；由于该慢性
疾病的性质，患者群被误用和/或转移的风险更高，人们必须有
现实的预期。尽管存在风险，但也证明了这种医疗方法的价值，
即绝大多数患者正在接受一种安全有效的、经美国食品和药物

管理局批准的治疗——这种治疗是针对一种人们此前曾多次尝试克服的疾病（以及一种社会公共健康威胁）的。

7　除了监管方面的问题，利洁时在 2008 年 1 月 8 日提交给美国食品和药品管理局的一份报告中承认了一些问题，如儿童因意外服用药片而患病。参见 Cynthia G. McCormick et al., "Case Histories in Pharmaceutical Risk Management," *Drug and Alcohol Dependence* 105S (2009): S42-S55。

8　Joshua Sharfstein and Peter Luongo, "Addiction Poses Greater Dangers" (Letter to the editor), *The Baltimore Sun,* December 22, 2007.

9　H. S. Joseph, S. Stancliff, and J. Langrod, "Methadone Maintenance Treatment (MMT): A Review of Historical and Clinical Issues," Mt. *Sinai Journal of Medicine* 67, nos. 5-6 (2000): 347–64.

10　Center for a Healthy Maryland, "Report: Improving Patient Access to Buprenorphine Treatment through Physician Offices in Maryland," June 2007, http://www.healthymaryland.org/substance-use-buprenorphine.php (accessed 11 August 2007).

11　Fred Schulte and Doug Donovan, "Senators Urge Action to Reduce 'Bupe' Abuse, in MD: Lawmakers Vow Probe of State's Spending for Drug," *The Baltimore Sun*, December 20, 2007.

12　Fred Schulte and Doug Donovan, "Senators Urge Action to Reduce 'Bupe' Abuse, in MD: Lawmakers Vow Probe of State's Spending for Drug," *The Baltimore Sun,* December 20, 2007. Report Shows: U.S. Could Exert Controls if Problem Deemed Serious," *The Baltimore Sun*, February 3, 2008; Fred Schulte and Doug Donovan, "Agency Sat on 'Bupe' Study: Officials Waited to Reveal Findings on Misuse of Drug," *The Baltimore Sun*, February 12, 2008.

13 D. R. Jasinski, J. S. Pevnick, and J. D. Griffith, "Human Pharmacology and Abuse Potential of the Analgesic Buprenorphine," *Archives of General Psychiatry* 35, no. 4 (1978): 501–16.

14 Substance Abuse and Mental Health Service Administration, "Diversion and Abuse of Buprenorphine: A Brief Assessment of Emerging Indicators," December 2006. http://buprenorphine.samhsa.gov/Buprenorphine_FinalReport_12.6.06.pdf (accessed 2 July 2008).

15 Substance Abuse and Mental Health Service Administration, "Buprenorphine: Patient Limits Increase," *SAMHSA News*, January/February (2007).

16 Charles R. Schuster, "Conversation with Charles R. Schuster," *Addiction* 99, no. 6 (2004): 667–76.

17 David A. Fiellin and Patrick G. O'Connor, "New Federal Initiatives to Enhance the Medical Treatment of Opioid Dependence," *Annals of Internal Medicine* 137, no. 8 (2002): 688–92.

18 R. E. Johnson, E. C. Strain, and L. Amass, "Review: Buprenorphine, How to Use It Right," *Drug and Alcohol Dependence* 70 (2003): S59–S77.

19 Fred Schulte and Doug Donovan, "Strategies to Control Bupe Abuse Outlined," *The Baltimore Sun*, February 23, 2008.

20 Doug Donovan and Fred Schulte, "Bupe Seizures Rise as Treatment Use Grows," *The Baltimore Sun*, April 18, 2008.

21 文章引用自 SAMHSA/NIDA 于 2008 年 2 月 21 日至 22 日在华盛顿举办的研讨会上的演讲（"Buprenorphine in the Treatment of

Opioid Addiction: Expanding Access, Enhancing Quality," February 21–22, 2008, Washington, DC)。

22 Christopher Welsh, "Addiction Poses Greater Dangers," (Letter to the editor) *The Baltimore Sun*, December 22, 2007.

23 Isabelle Feroni and Anne M. Lovell, "Les dispositifs de regulation publique d'un medicament sensible: Le cas du Subutex®, traitement de substitution aux opiaces," *Revue française des affaires socials. Cahier de jurisprudence. Emploi-travail* 61, no. 3 (2007): 153–65

24 Anne M. Lovell, "Addiction Markets: The Case of High-dose Buprenorphine in France," *in Global Pharmaceuticals,* ed. Adriana Petryna, Andrew Lakoff, and Arthur Kleinman (Durham, NC: Duke University Press, 2006).

25 Report of the Grand Jury for Baltimore City, January 7, 2008 through May 2, 2008; Baltimore Substance Abuse Systems, Inc., "The Baltimore Buprenorphine Initiative: Second Interim Progress Report," http://www.baltimorehealth.org/ substanceabuse.html (accessed 2 December 2008).

26 Diana Morris, "Addiction Poses Greater Dangers" (Letter to the editor), *The Baltimore Sun*, December 22, 2007.

27 Anne M. Lovell, "Ordonner les risques: L'individua et le pharmaco-sociatif face à la réduction des dommages dans l'injection de drogues," in *Critique de la santé publique: Une approche anthropologique,* ed. Jean-Pierre Dozon and Didier Fassin (Paris: Balland, 2001).

28 Luc Boltanski, *La découverte de la maladie: La diffusion du savior*

medical (Paris: Centre de sociologie européenne, 1968); Philippe Bourgois, "Intimate Apartheid: Ethnic dimensions of habitus among homeless heroin injectors," *Ethnography* 8, no. 1 (2007): 7–31. 关于不同背景下的个人和家庭经历，请参阅安吉拉·加西亚的杰作（*The Pastoral Clinic*）。

29 对药物转用的担忧根植于美国社会，但人们对病人－成瘾者的关系却毫不关心，并且一直有两种可用形式的丁丙诺啡。例如，参见 E. D. Wish et al., "The Emerging Buprenorphine Epidemic in the United States," *Journal of Addictive Diseases* 31, no. 1 (2012): 3–7。

30 D. H. Gandhi, G. J. Kavanagh, and J. H. Jaffe, "Young Heroin Users in Baltimore: A Qualitative Study," *American Journal of Drug and Alcohol Abuse* 32 (2006): 177–88; C. K. Scott, M. A. Foss, and M. L. Dennis, "Pathways in the Replace– Treatment–Recovery Cycle Over 3 Years," *Journal of Substance Abuse Treatment* 28 (2005): S63–S72; Philippe Bourgois and Jeffery Schonberg, *Righteous Dopefiend* (Berkeley: University of California Press, 2009).

31 Jeremy A. Greene, "Therapeutic Infidelities: 'Noncompliance' Enters the Medical Literature, 1955–1975," *Social History of Medicine* 17, no. 3 (2004): 327–43.

32 Charles Rosenberg, "Banishing Risk: Continuity and Change in the Moral Management of Disease," in *Morality and Health: Interdisciplinary Perspectives,* ed. A. Brandt and P. Rozin (New York: Routledge, 1997), 35–52.

33 Joan F. Epstein and Joseph C. Gfroerer, "Heroin abuse in the United

States," Office of Applied Studies Substance Abuse and Mental Health Services Administration (1997). www.health.org.80/gov-pubs/Rpo919/index.htm (accessed 15 June 2007).

34 Drug Abuse Warning Network (DAWN), "Year Emergency Room Data from the Drug Abuse Warning Network," Substance Abuse and Mental Health Services Administration (SAMHSA), Office of Appplied Studies, DAWN Series D-18 (2001), DHHS Publication No. (SMA) 01-3532.

35 L. A. Marsch, W. K. Bickel, G. J. Badger, and E. A. Jacobs, "Buprenorphine Treatment for Opioid Dependence: The Relative Efficacy of Daily, Twice and Thrice Weekly Dosing," *Drug and Alcohol Dependence* 77 (2005): 195–204.

36 D. H. Gandhi et al., "Short-Term Outcomes After Brief Ambulatory Opioid Detoxification with Buprenorphine in Young Heroin Users," *Addiction* 98 (2003): 453–62.

37 G. R. Zanni, "Review: Patient Diaries, Charting the Course," *Consultant Pharmacist* 22 (2007): 472–76, 479–82.这里的假设是，临床日记为患者提供了一种评估自身健康状况的方法，而没有临床医生的偏见或解释。然而，塞德里克和梅根保留的"记录表"并不是用来描绘临床记录表中未说明的症状或经历的。它的意义存在于文档记录之外。

第五章　病人身份

1 François Dagognet, *La raison et les remèdes* (Paris: Presses Universi-

taires de France, 1964).

2 Byron Good, *Medicine, Rationality and Experience: An Anthropological Perspective* (Cambridge: Cambridge University Press, 1994).

3 G. Danzer, M. Rose, M. Walter, and B. F. Klapp, "On the Theory of Individual Health," *Journal of Medical Ethics* 28 (2002): 17–19; Lennart Nordenfelt, "On the Relevance and Importance of the Notion of Disease," *Theoretical Medicine* 14 (1993): 15–26; Christopher Boorse, "On the Distinction between Disease and Illness," *Philosophy and Public Affairs* 5, no. 1 (1975): 49–68; Christopher Boorse, "Health as a Theoretical Concept," *Philosophy of Science* 44, no. 4 (1977): 542–73; Élodie Giroux, *Après Canguilhem: Définir la santé et la maladie* (Paris: Presses Universitaires de France, 2010).

4 Mark Letteri, "The Theme of Health in Nietzsche's Thought," *Man and World* 23 (1990): 405–17.

5 Scott H. Podolsky and Alfred I. Tauber, "Nietzsche's Conception of Health: The Idealization of Struggle," in *Nietzsche, Epistemology, and Philosophy of Science: Nietzsche and the Sciences II*, ed. B. Babich (London: Kluwer, 1999).

6 Letteri, "Theme of Health," 410; Friedrich Nietzsche, *The Will to Power*, trans. Walter Kaufmann (New York: Vintage Books, 1968), 346.

7 Georges Canguilhem, "Health: Popular Concept and Philosophical Question," in *Writings on Medicine*, trans. Stefanos Geroulanos and Todd Meyers (New York: Fordham University Press, 2012), 43–52.

8 在 *Shelter Blues: Sanity and Selfhood among the Homeless* (Philadel-

phia: University of Pennsylvania Press, 1997) 中，罗伯特·德斯加莱斯详细分析了无家可归者收容所的日常生活，以及这些日常生活是如何塑造中心居民的主体性的。

9 Philippe Bourgois and Jeff Schonberg, *Righteous Dopefiend* (Berkeley: University of California Press, 2009); Guillaume Le Blanc, *L'invisibilité sociale* (Paris: Presses Universitaires de France, 2009).

10 这里的问题与阿兰·扬（Allan Young）在《虚妄的和谐》[*The Harmony of Illusions: Inventing Post-Traumatic Stress Disorder* (Princeton, NJ: Princeton University Press, 1997)] 中描述的 PTSD 相关的特殊诊断模式的出现有所不同。

11 参见康吉莱姆在《正常与病态》[*The Normal and the Pathological,* trans. C. Fawcett (New York: Zone Books, 1989)] 中对"病人"的长篇讨论，尤其是纪尧姆·勒·布兰克在《正常人的疾病》[*Les maladies de l'homme normal* (Paris: J. Vrin, 2007)] 中对康吉莱姆作品的讨论。

12 Michel Foucault, *The Birth of the Clinic,* trans. A. M. Sheridan (New York: Vintage, 1973), 149.

13 Arthur Frank, *At the Will of the Body: Reflections on Illness* (Boston, MA: Houghton Mifflin Company, 1991), 58.

14 Canguilhem, *Writings on Medicine*, 34–35; 另见 Michel Foucault, "The Birth of Social Medicine," in *The Essential Works of Foucault, 1954–1984, Vol. III, Power*, trans. R. Hurley (New York: The New Press, 2000), 154–56。

15 Canguilhem, *The Normal and the Pathological.*

16 Virginia Woolf, *On Being Ill* (Ashfield, MA: Paris Press, 2002), 7.

17 最详细（也是最困难的）的叙述是让－吕克·南希的《闯入者》[L'Intrus (Paris: Galilée, 2000)]；另见理查德·兰德（Richard A. Rand）对南希所著《身体》[Corpus (New York: Fordham University Press, 2008] 中的文章所译的新版本。

18 Roy Porter, "The Patient's View: Doing Medical History from Below," *Theory and Society* 4 (1985): 175–98.

19 Shigehisa Kuriyama, *The Expressiveness of the Body and the Divergence of Greek and Chinese Medicine* (New York: Zone Books, 2002), 9.

20 Canguilhem, *The Normal and the Pathological,* 115.

21 Veena Das, "Sufferings, Theodicies, Disciplinary Practices, Appropriations," *International Social Science Journal/UNESCO* 49, no. 154 (1997): 563–72.

22 Veena Das, "Sufferings, Theodicies, Disciplinary Practices, Appropriations," *International Social Science Journal/UNESCO* 49, no. 154 (1997): 563–72.

23 Maurice Merleau-Ponty, *Consciousness and the Acquisition of Language*, trans. Hugh L. Silverman (Evanston, IL: Northwestern University Press, 1973), 10.

24 Gilbert Simondon. *L'individu et sa genèse physico-biologique: L'individuation à la lumière* des *notions de forme et d'information* (Paris: Presses Universitaires de France, 1964).

第六章　无影无踪

1 Arthur Kleinman, *Writings at the Margin: Discourse between Anthropology and Medicine* (Berkeley: University of California Press, 1995).

2 Anand Pandian, "Interior Horizons: An Ethical Space of Selfhood in South India," *The Journal of the Royal Anthropological Institute* 16 (2010): 64−83.

3 Robert Desjarlais, *Shelter Blues: Sanity and Selfhood among the Homeless* (Philadelphia, PA: University of Pennsylvania Press, 1997), 248.

4 Michel Foucault, *The History of Sexuality, Vol. 3, The Care of the Self*, trans. Robert Hurley (New York: Pantheon, 1986).

5 Guillaume Le Blanc, *Les maladies de l'homme normal* (Paris: J. Vrin, 2007).

6 Gilles Deleuze, *Pure Immanence: Essay on A Life*, trans. Anne Boyman (New York: Zone Books, 2001).

7 请参阅我在乔治·康吉莱姆的著作 [*Knowledge of Life*, trans. Stefanos Geroulanos and Daniela Ginsberg (New York: Fordham University Press, 2008), vii-xii] 中所做的导读《生命这件事》(Life, as such) (与保拉·马拉蒂合写)。

8 François Dagognet, *La raison et les remèdes* (Paris: Presses Universitaires de France, 1964).

9 Canguilhem, *Knowledge of Life*.

10 Michel Foucault, "La vie: L'expérience et la science," *Revue de*

métaphysique et de morale: 90 (1985): 3–14.

11　Foucault, *The History of Sexuality, Vol. 3, The Care of the Self.*

12　Georges Canguilhem, "Health: Popular Concept and Philosophical Question," in *Writings on Medicine*, trans. Stefanos Geroulanos and Todd Meyers (New York: Fordham University Press, 2012), 43-52.

13　例如，参见桑德拉·洛吉耶对卡维尔和奥斯汀的讨论，"Rethinking the Ordinary: Austin after Cavell," in *Contending with Stanley Cavell*, ed. Russell B. Goodman (New York: Oxford University Press, 2005), 82–99; 以及 *Wittgenstein: Les sens de l'usage* (Paris: J. Vrin, 2009)。

14　帕梅拉·雷诺兹对南非政治冲突的讨论打破了家庭单位，阻碍了关系，只是为了重塑和改造它们，这极大地启发了我。Pamela Reynolds, "The Ground of All Making: State Violence, the Family, and Political Activists," in *Violence and Subjectivity*, ed. V. Das et al. (Berkeley: University of California Press, 1997), 141-207.

15　参见安吉拉·加西亚在《田园诊所》[*The Pastoral Clinic: Addiction and Dispossession along the Rio Grande* (Berkeley: University of California Press, 2010)] 中关于亲密关系和在与海洛因成瘾作斗争的家庭中重塑照护伦理的讨论。

16　在吉尔·德勒兹对弗兰西斯·培根绘画的讨论中，培根对再现的突破打破了单一的叙述线索，以便 "使暗面像人物图像一样呈现出来"。Gilles Deleuze, *Francis Bacon: Logic of Sensation*, trans. Daniel W. Smith (Minneapolis: University of Minnesota Press, 2006), 8.

17 作者借用绘画中的一组词汇"暗面"与"亮面"来描述治疗的画面,一束光照射过来,可见的"亮面"是临床治疗,而那些迫使孩子们消失的种种因素则是光线照不到的"暗面",但都存在于同一幅画面中。——译者注

结论　持续在场

1 Georges Canguilhem, *Writings on Medicine*, trans. Stefanos Geroulanos and Todd Meyers (New York: Fordham University Press, 2012), 66.

2 Samuel Beckett, *Proust* (New York: Grove Press, 1965), 19.

3 伊莱恩·斯卡瑞(Elaine Scarry)在《疼痛中的身体》(*The Body in Pain*,1985)中的核心论点是,疼痛在摧毁世界的同时也摧毁了语言。然而,特别是在杰夫的个案中,有某种更微妙的东西。维娜·达斯在《生命与言辞》[*Life and Words: Violence and the Descent into the Ordinary* (Berkeley: University of California Press, 2007)]一书中的《'交互'(Transactions)对痛苦建构的作用》这章里,将这种东西有力且精妙地描述为缺乏痛苦的固定语言。从社会科学的角度看,通过他人的痛苦所提供的语言来处理语言与身体的"交互",几乎无法掀起波澜。之所以说没有关于痛苦的固定语言,是因为正如康吉莱姆关于"病人"的疾病体验所断言的,无法触及"日常概念"。然而,达斯的建议并没有落入苏珊·桑塔格在《关于他人的痛苦》[*Regarding the Pain of Others* (New York: Farrar, Straus and Giroux, 2003)]中为自己设置的陷阱中。"现代"倾向于通过图像来使人远离恐怖,这并不是承认一

个人的语言不能代替另一个人的痛苦，而是因为桑塔格——似乎对乔治·巴塔耶（Georges Bataille）有着特别的愤怒——错误地将其定义为一种不加区分的集体欲望，即展示痛苦中的身体，以达到宗教或其他方面的超越。

4 Beckett, *Proust*, 13.

5 关于临床试验的主题，参见 Harry Marks, *The Progress of Experiment: Science and Therapeutic Reform* in *the United States, 1900–1990* (New York: Cambridge University Press, 1997)。

参考文献

Alvania, Rebecca. "Drug Disabuse: Bupe Treats Heroin Addiction Easily and Safely but Remains Hard to Come By." *The City Paper*, December 19, 2007.

Amato, L., S. Minozze, M. Davoli, S. Vecchi, M. M. Ferri, and S. Mayet. "Psychosocial and Pharmacological Treatments versus Pharmacological Treatments for Opioid Detoxification." *Cochrane Database Systematic Reviews* 3 (2008): CD005031.

Bachelard, Gaston. *The Poetics of Space*. Translated by M. Jolas. New York: Beacon Press, 1994.

Bailey, Katharine P. "Pharmacological Treatments for Substance Use Disorders." *Journal of Psychosocial Nursing* 42, no. 8 (2004): 14–20.

Baltimore City Council President. "City Council President Stephanie Rawlings-Blake Calls for Public Hearing on Heroin Treatment: President to Request Expansion on City's Buprenorphine Availability." Press release, March 26, 2007.

Bayer, Ronald, and David Wilkinson. "Directly Observed Therapy for Tuberculosis: History of an Idea." *Lancet* 345, no. 8964 (1995): 1545.

Becker, S. J., and J. F. Curry. "Outpatient Interventions for Adolescent Substance Abuse: A Quality of Evidence Review." *Journal of Consulting and Clinical Psychology* 76, no. 4 (2008): 531–43.

Beckett, Samuel. *Proust*. New York: Grove Press, 1965. First publication in French: London: Chatto & Windus, 1931.

Bickel, Warren K., Maxine L. Stitzer, George E. Bigelow, Ira A. Liebson, Donald R. Jasinski, and Rolley E. Johnson. "A Clinical Trial of Buprenorphine: Comparison with Methadone in the Detoxification of Heroin Addicts." *Clinical Pharmacology & Therapeutics* 43, no. 1 (1988): 72–78.

Biehl, João. *Will to Live: AIDS Therapies and the Politics of Survival*. Princeton, NJ: Princeton University Press, 2007.

Biehl, João, and Amy Moran-Thomas. "Symptom: Subjectivities, Social Ills, Technologies." *Annual Review of Anthropology* 38 (2009): 267–88.

Boltanski, Luc. *La découverte de la maladie: La diffusion du savoir médical*. Paris: Centre de Sociologie Européenne, 1968.

Boorse, Christopher. "On the Distinction between Disease and Illness." *Philosophy and Public Affairs* 5, no. 1 (1975): 49–68.

———. "Health as a Theoretical Concept." *Philosophy of Science* 44, no. 4 (1977):

Bourgois, Philippe. "Intimate Apartheid: Ethnic Dimensions of Habitus Among Homeless Heroin Injectors." *Ethnography* 8, no. 1 (2007): 7–31.

Bourgois, Philippe, and Jeffery Schonberg. *Righteous Dopefiend*. Berkeley: University of California Press, 2009.

Brandt, Allan. "Behavior, Disease, and Health in the Twentieth-Century United States: The Moral Valence of Individual Risk." In *Morality and Health: Interdisciplinary Perspectives*, edited by A. Brandt and P. Rozin, 53–78. New York: Routledge, 1997.

Braunstein, Jean-François, ed. *Canguilhem, histoire des sciences et politique du vivant*. Paris: Presses Universitaires de France, 2007.

Brown, Truesdell S. *Timaeus of Tauromenium*. Berkeley: University of California Press, 1958.

Campbell, Nancy. *Discovering Addiction: The Science and Politics of Substance Abuse Research*. Ann Arbor: University of Michigan Press, 2007.

Campbell, Nancy, and Anne M. Lovell. "The History of the Development of Buprenorphine as an Addiction Therapeutic." *Annals of the New York Academy of Sciences* 1248 (2012): 124–39.

Campbell, Nancy, and Susan Shaw. "Incitements to Discourse: Illicit Drugs, Harm Reduction, and the Production of Ethnographic Subjects." *Cultural Anthropology* 23, no. 4 (2009): 688–717.

Canguilhem, Georges. *Études d'histoire et de philosophie des sciences*. Paris: J. Vrin, 1968.

———. *The Normal and the Pathological*. Translated by C. Fawcett. New York: Zone Books, 1989.

———. *Knowledge of Life*. Edited by Paola Marrati and Todd Meyers. Translated by Stefanos Geroulanos and Daniela Ginsburg. New York: Fordham University Press, 2008.

———. *Writings on Medicine*. Translated by Stefanos Geroulanos and Todd Meyers. New York: Fordham University Press, 2012.

Carr, E. Summerson. *Scripting Addiction: The Politics of Therapeutic Talk and American Sobriety*. Princeton, NJ: Princeton University Press, 2010.

Castel, Robert. *La gestion des risques*. Paris: Les Editions du Minuit, 1981.

Cavell, Stanley. *Little Did I Know: Excerpts from Memory*. Palo Alto, CA: Stanford University Press, 2010.

Center for a Healthy Maryland. "Report: Improving Patient Access to Buprenorphine Treatment through Physician Offices in Maryland." June 2007, http://www.healthymaryland.org/substance-use-buprenorphine.php (accessed 11 August 2007).

Chatterji, Roma. "An Ethnography of Dementia." *Culture, Medicine, & Psychiatry* 22, no. 3 (1988): 355–82.

Clemmey, P., L. Payne, H. Adger, and M. Fishman. *Manual for a Short-term Residential Treatment Program for Adolescent Substance Use Disorders* (title amended). Blooming-

Clemmey, P., L. Payne, and M. Fishman. "Clinical Characteristics and Treatment Outcomes of Adolescent Heroin Users." *Journal of Psychoactive Drugs* 36 (2004): 85–94.

Courtwright, David. *Dark Paradise: A History of Opiate Addiction in America*. Cambridge, MA: Harvard University Press, 2001.

Cowan, Alan, and John W. Lewis, eds. *Buprenorphine: Combating Drug Abuse with a Unique Opioid*. New York: Wiley-Liss Publications, 1995.

Dagognet, François. *La raison et les remèdes*. Paris: Presses Universitaires de France, 1964.

Dahl, R. E., and L. P. Spear, eds. *Adolescent Brain Development: Vulnerabilities and Opportunities.* Annals of the New York Academy of Sciences 1021 (2004): 1–469.

Daly, Jeanne. *Evidence-Based Medicine and the Search for a Science of Clinical Care.* Berkeley: University of California Press, 2005.

Danzer, G., M. Rose, M. Walter, and B. F. Klapp. "On the theory of individual health." *Journal of Medical Ethics* 28 (2002): 17–19.

Das, Veena. "Sufferings, Theodicies, Disciplinary Practices, Appropriations." *International Social Science Journal/UNESCO* 49, no. 154 (1997): 563–72.

———. *Life and Words: Violence and the Descent into the Ordinary.* Berkeley: University of California Press, 2007.

Das, V., A. Kleinman, M. Ramphele, and P. Reynolds, ed. *Violence and Subjectivity.* Berkeley: University of California Press, 1997.

Day, E., J. Ison, and J. Strang. "Inpatient versus Other Settings for Detoxification for Opioid Dependence." *Cochrane Database of Systematic Reviews* 2 (2005): CD004580.

Deleuze, Gilles. *Pure Immanence: Essays on A Life.* Translated by Anne Boyman. New York: Zone Books, 2001.

———. *Francis Bacon: Logic of Sensation.* Translated by Daniel W. Smith. Minneapolis: University of Minnesota Press, 2006.

Derrida, Jacques. *Archive Fever.* Translated by Eric Prenowitz. Chicago: University of Chicago Press, 1995.

Desjarlais, Robert. *Shelter Blues: Sanity and Selfhood among the Homeless.* Philadelphia: University of Pennsylvania Press, 1997.

Ditkoff, Anna. "Bloodletting: Can Anything Be Done to Bring Baltimore's Homicide Rate Down?" *The City Paper*, January 23, 2008.

Donaher, P. A., and C. Welsh. "Managing Opioid Addiction with Buprenorphine: Review." *American Family Physician* 73, no. 9 (2006): 1573–78.

Donovan, Doug, and Fred Schulte. "Not a Cure-all: Despite Praise, 'Bupe' Alone Isn't Enough to Break Addicts of Destructive Routines." *The Baltimore Sun*, December 18, 2007.

———. "Bupe Seizures Rise as Treatment Use Grows." *The Baltimore Sun*, April 18, 2008.

Drug Abuse Warning Network (DAWN). "Year Emergency Room Data from the Drug Abuse Warning Network." Substance Abuse and Mental Health Services Administration (SAMHSA), Office of Applied Studies, DAWN Series D-18 (2001), DHHS Publication No. (SMA) 01-3532.

Epstein, Joan F., and Joseph C. Gfroerer. "Heroin Abuse in the United States." Office of Applied Studies Substance Abuse and Mental Health Services Administration (1997). www.health.org.80/govpubs/Rp0919/index.htm (accessed 15 June 2007).

Epstein, Steven. *Inclusion: The Politics of Difference in Medical Research.* Chicago: University of Chicago Press, 2007.

Esposito, Roberto. *Bíos: Biopolitics and Philosophy.* Translated by Timothy Campbell. Minneapolis: University of Minnesota Press, 2008.

Farmer, Paul, et al. "Letter to the Editor: Directly Observed Therapy for HIV Anti-Retroviral Therapy in an Urban U.S. Setting." *Journal of Acquired Immune Deficiencies Syndrome* 36, no. 91 (2004): 642–44.

Federal Register. "Buprenorphine Prescribing Practices Survey." Vol. 67, no. 233 (2002): 72219.

———. "Meeting on Buprenorphine Treatment." Vol. 67, no. 175 (2002): 57445.

Feroni, Isabelle, and Anne M. Lovell. "Les dispositifs de regulation publique d'un medicament sensible: Le cas du Subutex®, traitement de substitution aux opi-

medicament sensible: Le cas du Subutex®, traitement de substitution aux opi-
aux." Drogues, des affaire sociales, santé et jurisprudence. Emploi-travail 61,
no. 3 (2007): 153–65.

Fiellin, David A. "The First Three Years of Buprenorphine in the United States:
Experience to Date and Future Directions." *Journal of Addiction Medicine* 1, no. 2
(2007): 62–67.

———. "Treatment of Adolescent Opioid Dependence: No Quick Fix." *Journal of the
American Medical Association* 300, no. 17 (2008): 2057–59.

Fiellin, David A., and Patrick G. O'Connor. "New Federal Initiatives to Enhance the
Medical Treatment of Opioid Dependence." *Annals of Internal Medicine* 137, no. 8
(2002): 688–92.

———. "Office-Based Treatment of Opioid-Dependent Patients." *New England Jour-
nal of Medicine* 347 (2002): 817–23.

Fiellin, David A., Robert A. Rosenheck, and Thomas R. Kosten. "Office-Based
Treatment for Opioid Dependence: Reaching New Patient Populations." *American
Journal of Psychiatry* 158 (2001): 1200–204.

Fishman, M., A. Bruner, and H. Adger. "Substance Abuse among Children and
Adolescents." *Pediatric Review* 18 (1997): 394–403.

Fleck, Ludwik. *Genèse et développement d'un fait scientifique* (Genesis and development
of a scientific fact). Translated by Nathalie Jas. Paris: Flammarion, 2008.

Food and Drug Administration. "Subutex and Suboxone Approved to Treat Opiate
Dependence." Press release, October 2, 2002.

———. "Drug Shortage: Drug to be Discontinued Letter from Roxane (ORLAAM
[Levomethadyl hydrochloride acetate] Solution)." Press release, August 23, 2003.

Foucault, Michel. *The Birth of the Clinic.* Translated by A. Sheridan. New York: Vin-
tage, 1973.

———. *Discipline and Punish: The Birth of the Prison.* Translated by A. Sheridan. New
York: Vintage, 1977.

———. *Dits et Écrits: 1954–1975.* Paris: Gallimard, 1978.

———. "La vie: L'expérience et la science." *Revue de métaphysique et de morale* 90
(1985): 3–14.

———. *The History of Sexuality, Vol. 3, The Care of the Self.* Translated by Robert Hurley.
New York: Pantheon, 1986.

———. "Technologies of the Self." In *Technologies of the Self,* edited by L. H. Mar-
tin, H. Gutman, and P. H. Hutton, 16–49. Amherst: University of Massachusetts
Press, 1988.

———. "The Ethics of the Concern for Self as a Practice of Freedom." Translated by
R. Hurley. In *The Essential Works of Foucault, 1954–1984, Vol. I, Ethics: Subjectivity and
Truth,* edited by P. Rabinow, 281–302. New York: The New Press, 1997.

———. "The Birth of Social Medicine." In *The Essential Works of Foucault, 1954–1984,
Vol. III, Power,* 154–56. Edited by P. Rabinow. Translated by R. Hurley. New York:
The New Press, 2000.

Frank, Arthur. *At the Will of the Body: Reflections on Illness.* Boston, MA: Houghton
Mifflin Company, 1991.

———. "Stories of Illness as Care of the Self: A Foucauldian Dialogue." *Health* 2
(1998): 329.

Fudala, Paul J., Jerome H. Jaffe, Elizabeth M. Dax, and Rolley E. Johnson. "Use
of Buprenorphine in the Treatment of Opioid Addiction: II. Physiologic and
Behavioral Effects of Daily and Alternate-day Administration and Abrupt With-
drawal." *Clinical Pharmacology & Therapeutics* 47, no. 4 (1990): 525–34.

Gaertner, J., R. Voltz, and C. Ostgathe. "Methadone: A Closer Look at the Controversy." *Journal of Pain Symptom Management* 36, no. 2 (2008): e4–e7.

Gandhi, D. H., J. H. Jaffe, S. McNary, G. Kavanagh, M. Hayes, and M. Currens. "Short-Term Outcomes After Brief Ambulatory Opioid Detoxification with Buprenorphine in Young Heroin Users." *Addiction* 98 (2003): 453–62.

Gandhi, D. H., G. J. Kavanagh, and J. H. Jaffe. "Young Heroin Users in Baltimore: A Qualitative Study." *American Journal of Drug and Alcohol Abuse* 32 (2006): 177–88.

Garcia, Angela. *The Pastoral Clinic: Addiction and Dispossession along the Rio Grande.* Berkeley: University of California Press, 2010.

Gardner, Robert. *Making Forest of Bliss: Intention, Circumstance, and Chance in Nonfiction Film.* Cambridge, MA: Harvard Film Archive, 2001.

Garrau, Marie, and Alice Le Goff. *Care, justice, dépendance: Introduction aux théories du care.* Paris: Presses Universitaires de France, 2010.

Geertz, Clifford. *The Interpretation of Cultures.* New York: Basic Books, 1973.

Gilligan, Carol. *In a Different Voice: Psychological Theory and Women's Development.* Cambridge, MA: Harvard University Press, 1983.

Giroux, Élodie. *Après Canguilhem: Définir la santé et la maladie.* Paris: Presses Universitaires de France, 2010.

Goldstein, Kurt. *The Organism.* New York: Zone Books, 1995.

Goffman, Erving. *Forms of Talk.* Philadelphia: University of Pennsylvania Press, 1981.

Good, Byron. *Medicine, Rationality and Experience: An Anthropological Perspective.* Cambridge, MA: Cambridge University Press, 1994.

Gowing, L., and A. White. "Buprenorphine for the Management of Opioid Dependence: Review." *Cochrane Database of Systematic Reviews* 2, no. 3 (2006): CD002025.

Greene, Jeremy A. "Therapeutic Infidelities: Noncompliance Enters the Medical Literature: 1955–1975." *Social History of Medicine* 17, no. 3 (2004): 327–43.

———. *Prescribing by Numbers: Drugs and the Definition of Disease.* Baltimore, MD: Johns Hopkins University Press, 2007.

Jaffe, Jerome H., and Charles O'Keeffe. "From Morphine Clinics to Buprenorphine: Regulating Opioid Agonist Treatment of Addiction in the United States." *Drug and Alcohol Dependence* 70 (2003): S3–S11.

Jasinski, D. R., J. S. Pevnick, and J. D. Griffith. "Human Pharmacology and Abuse Potential of the Analgesic Buprenorphine: A Potential Agent for Treating Narcotic Addiction." *Archives of General Psychiatry* 35, no. 4 (1978): 501–16.

Jenkins, Janis H., ed. *Pharmaceutical Self: The Global Shaping of Experience in an Age of Psychopharmacology.* Santa Fe, NM: School for Advanced Research Press, 2012.

Jernigan, T. L., et al. "Maturation of Human Cerebrum Observed in vivo During Adolescence." *Brain* 114 (1991). 2037–49.

Johnson, Rolley E. "Letter from Reckitt Benckiser VP for Scientific and Regulatory Affairs." *The Baltimore Sun,* December 17, 2007.

Johnson, Rolley E., Edward J. Cone, Jack E. Henningfield, and Paul J. Fudala. "Use of Buprenorphine in the Treatment of Opiate Addiction. I. Physiologic and Behavioral Effects During a Rapid Dose Induction." *Clinical Pharmacology & Therapeutics* 46, no. 3 (1989): 335–43.

Johnson, Rolley E., Thomas Eissenberg, Maxine L. Stitzer, Eric C. Strain, Ira A. Liebson, and George E. Bigelow. "A Placebo Controlled Clinical Trial of Buprenorphine as a Treatment for Opioid Dependence." *Drug and Alcohol Dependence* 40 (1995): 17–25.

Johnson, Rolley E., Jerome H. Jaffe, and Paul J. Fudala. "A Controlled Trial of Buprenorphine Treatment for Opioid Dependence." *Journal of the American Medi-*

cal Association 267, no. 20 (1992): 2750–55.

ﬕﬕﬕﬕﬕ, ﬔﬕﬕﬕ ﬔ., ﬕﬔﬕﬕ ﬔ. ﬔﬕﬕﬕﬕ, and ﬕﬕﬕﬕﬕ ﬔﬕﬕﬕﬕ. "Review: Buprenorphine, How to Use It Right." *Drug and Alcohol Dependence* 70 (2003): S59–S77.

Johnston, L. D., P. M. O'Malley, J. G. Bachman, and J. E. Schulenberg. *Monitoring the Future: National Survey Results on Drug Use, 1975–2007. Vol. I, Secondary School Students* (NIH Publication No. 08–6418A). Bethesda, MD: National Institute on Drug Abuse, 2007.

Jones, Jill. *Hep-Cats, Narcs, and Pipe Dreams: A History of America's Romance with Illegal Drugs.* Baltimore, MD: Johns Hopkins University Press, 1999.

Jorland, G., A. Opinel, and G. Weisz, eds. *Body Counts: Medical Quantification in Historical and Sociological Perspectives.* Montreal: McGill-Queen's University Press, 2005.

Joseph, H., S. Stancliff, and J. Langrod. "Methadone Maintenance Treatment (MMT): A Review of Historical and Clinical Issues." *Mt. Sinai Journal of Medicine* 67, no. 5-6 (2000): 347–64.

Kleber, Herbert D. "Naltrexone." *Journal of Substance Abuse Treatment* 2 (1985): 117–22.
———. "Methadone Maintenance Four Decades Later: Thousands of Lives Saved but Still Controversial." *Journal of the American Medical Association* 300, no. 19 (2008): 2303–05.

Kleinman, Arthur. *The Illness Narratives: Suffering, Healing, and the Human Condition.* New York: Basic Books, 1987.
———. *Writings at the Margin: Discourse between Anthropology and Medicine.* Berkeley: University of California Press, 1995.

Knudsen, H. K., L. J. Ducharme, and P. M. Roman. "Early Adoption of Buprenorphine in Substance Abuse Treatment Centers: Data from the Private and Public Sectors." *Journal of Substance Abuse and Treatment* 30, no. 4 (2006): 363–73.

Koch, Alison L., Cynthia L. Arfken, and Charles R. Schuster. "Characteristics of U.S. Substance Abuse Treatment Facilities Adopting Buprenorphine in Its Initial Stage of Availability." *Drug and Alcohol Dependence* 83, no. 3 (2006): 274–78.

Kosten, Thomas R., and Tony P. George. "The Neurobiology of Opioid Dependence: Implications for Treatment." *Science & Practice Perspectives* 1, no. 1 (2002): 13–20.

Kosten, Thomas R., Charles Morgan, and Herbert O. Kleber. "Phase II Clinical Trials of Buprenorphine: Detoxification and Induction onto Naltrexone." *NIDA Monograph* 121 (1992): 101–19.

Kreek, Mary Jeanne. "Methadone-Related Opioid Agonist Pharmacotherapy for Heroin Addiction: History, Recent Molecular and Neuro-chemical Research and Future in Mainstream Medicine." *Annals of the New York Academy of Sciences* 909 (2000): 186–216.

Kreek, Mary Jeanne, and Frank J. Vocci. "History and Current Status of Opioid Maintenance Treatments: Blending Conference Session." *Journal of Substance Abuse Treatment* 23 (2002): 93–105.

Kuriyama, Shigehisa. *The Expressiveness of the Body in Greek and Chinese Medicine.* New York: Zone Books, 2000.

Lakoff, Andrew. *Pharmaceutical Reason: Knowledge and Value in Global Psychiatry.* New York: Cambridge University Press, 2006.

Laugier, Sandra. "Rethinking the Ordinary: Austin *after* Cavell." In *Contending with Stanley Cavell*, edited by Russell B. Goodman, 82–99. New York: Oxford University Press, 2005.
———. "Wittgenstein and Cavell: Anthropology, Skepticism, and Politics." In *The Claim to Community: Essays on Stanley Cavell and Political Philosophy*, edited by Andrew Norris, 19–37. Palo Alto, CA: Stanford University Press, 2006.

———. *Wittgenstein: Les sens de l'usage*. Paris: J. Vrin, 2009.

Le Blanc, Guillaume. *Les maladies de l'homme normal*. Paris: J. Vrin, 2007.

———. *L'invisibilité sociale*. Paris: Presses Universitaires de France, 2009.

Leonard, Lori, and Jonathan Ellen. "'The Story of My Life': AIDS and Autobiographical Occasions." *Qualitative Sociology* 31, no. 1 (2008): 37–56.

Letteri, Mark. "The Theme of Health in Nietzsche's Thought." *Man and World* 23 (1990): 405–17.

Levin, Carl. Congressional Record—Senate, and Commentaries, S1091–S1093, January 28, 1999.

———. "FDA Approval of Buprenorphine." Press Release, October 9, 2002.

———. "FDA Approval of Medication to Combat Heroin Addiction Culminates Long-Fought Battle, Says Levin." Press release, October 9, 2002.

Lewis, Gilbert. *A Failure of Treatment*. New York: Oxford University Press, 2000.

Lewis, J. W., and D. Walter. "Buprenorphine: Background to Its Development as a Treatment for Opiate Dependence." *NIDA Monograph* 21 (1992): 5–11.

Ling, Walter, and Donald R. Wesson. "Clinical Efficacy of Buprenorphine: Comparisons to Methadone and Placebo." *Drug and Alcohol Dependence* 70 (2003): S49–S57.

Ling, Walter, Leslie Amass, Steve Shoptaw, Jeffrey J. Annon, et al. "A Multi-Center Randomized Trial of Buprenorphine-Naloxone versus Clonidine for Opioid Detoxification: Findings from the National Institute on Drug Abuse Clinical Trials Network." *Addiction* 100 (2005): 1090–1100.

Lipman, A. G. "Methadone: Effective Analgesia, Confusion, and Risk." *Journal of Pain & Palliative Care Pharmacotherapy* 19 (2005): 3–5.

Lopez, B., S. J. Schwartz, G. Prado, A. E. Campo, and H. Pantin. "Adolescent Neurological Development and Its Implications for Adolescent Substance Abuse Prevention." *Journal of Primary Prevention* 29, no. 1 (2008): 5–35.

Lovell, Anne M. "Ordonner les risques: L'individu et le pharmaco-sociatif face à la réduction des dommages dans l'injection de drogues." In *Critique de la santé publique: Une approche anthropologique*, edited by Jean-Pierre Dozon and Didier Fassin, 309–42. Paris: Balland, 2001.

———. "Addiction Markets: The Case of High-dose Buprenorphine in France." In *Global Pharmaceuticals*, edited by Adriana Petryna, Andrew Lakoff, and Arthur Kleinman, 136–70. Durham, NC: Duke University Press, 2006.

Marks, Harry. *The Progress of Experiment: Science and Therapeutic Reform in the United States, 1900–1990*. New York: Cambridge University Press, 1997.

Marsch, L. A., W. K. Bickel, G. J. Badger, and E. A. Jacobs. "Buprenorphine Treatment for Opioid Dependence: The Relative Efficacy of Daily, Twice and Thrice Weekly Dosing." *Drug and Alcohol Dependence* 77 (2005): 195–204.

Marsch, L. A., W. K. Bickel, G. J. Badger, M. E. Stothart, et al. "Comparison of Pharmacological Treatments for Opioid-Dependent Adolescents." *Archives of General Psychiatry* 62, no. 10 (2005): 1157–64.

Matthews, R. J. *Quantification and the Quest for Medical Certainty*. Princeton, NJ: Princeton University Press, 1995.

McClellan, Mark B. "Two Drugs for Opioid Dependence." *Journal of the American Medical Association* 288, no. 21 (2002): 2678.

McCormick, Cynthia G., Jack E. Henningfield, J. David Haddox, Sajan Varughese, Anders Lindholm, Susan Rosen, Janne Wissel, Deborah Waxman, Lawrence P. Carter, Vickie Seeger, and Rolley E. Johnson. "Case Histories in Pharmaceutical Risk Management." *Drug and Alcohol Dependence* 105S (2009): S42–S55.

McLean, Athena, and Annette Leibing, eds. *Shadow Side: Exploring the Blurred Bor-*

ders between Ethnography and Life. Oxford, UK: Blackwell Publishing, 2007.

McMurphy, Suzanne, et al. "Clinic-Based Treatment for Opioid Dependence: A Qualitative Inquiry." *American Journal of Health Behavior* 30, no. 6 (2006): 544–54.

Meier, B. R., and A. A. Patkar. "Buprenorphine Treatment: Factors and First-hand Experiences for Providers to Consider." *Journal of Addictive Diseases* 26, no. 1 (2007): 3–14.

Merleau-Ponty, Maurice. *The Structure of Behavior*. Translated by Alden L. Fisher. New York: Beacon Press, 1963.

———. *The Visible and the Invisible*. Translated by Alphonso Lingis. Evanston, IL: Northwestern University Press, 1968.

———. *Consciousness and the Acquisition of Language*. Translated by Hugh L. Silverman. Evanston, IL: Northwestern University Press, 1973.

Meyers, Todd. "A Turn towards Dying: Presence, Signature, and the Social Course of Chronic Illness in Urban America." *Medical Anthropology* 26 (2007): 205–27.

Meyers, Todd, Lori Leonard, and Jonathan M. Ellen. "The Clinic and Elsewhere: Illness, Sexuality and Social Experience among Young African-American Men in Baltimore, Maryland." *Culture, Medicine, & Psychiatry* 28, no. 1 (2004): 67–86.

Mol, Annemarie. *The Logic of Care: Health and the Problem of Patient Choice*. London: Routledge, 2008.

Molinier, Pascale, Sandra Laugier, and Patricia Paperman, eds. *Qu'est-ce que le care?: Souci des autres, sensibilité, responsabilité*. Paris: Payot, 2009.

Morris, Diana. "Addiction Poses Greater Dangers." Letter to the editor, *The Baltimore Sun*, December 22, 2007.

Moshman, David. *Adolescent Rationality and Development: Cognition, Morality, Identity*. 3rd ed. New York: Psychology Press, 2011.

Nancy, Jean-Luc. *L'Intrus*. Paris: Galilée, 2000.

———. *Corpus*. Translated by Richard Rand. New York: Fordham University Press, 2008.

National Institutes of Health. "Hearing before the Health, Education, Labor, and Pensions Committee United States Senate: 'Oxycontin, Balancing Risks and Benefits.'" Statement of record, February 12, 2002.

———. "Buprenorphine Approval Expands Options for Addiction Treatment." *National Institute on Drug Abuse Research News* 17, no. 4 (2002).

Niedowski, Erika. "Success, Setbacks in France, French Approach to Drug Offers Lessons that U.S. Has Largely Overlooked." *The Baltimore Sun*, December 17, 2007.

Nietzsche, Friedrich. *The Gay Science*. Translated by Walter Kaufmann. New York: Vintage Books, 1974. (Originally published 1882.)

———. *The Will to Power*. Translated by Walter Kaufmann. New York: Vintage Books, 1968.

Nguyen, Vinh-Kim. *The Republic of Therapy: Triage and Sovereignty in West Africa's Time of AIDS*. Durham, NC: Duke University Press, 2010.

Nordenfelt, Lennart. "On the Relevance and Importance of the Notion of Disease." *Theoretical Medicine* 14 (1993): 15–26.

Nurock, Vanessa, ed. *Carol Gilligan et l'éthique du care*. Paris: Presses Universitaires de France, 2010.

O'Connor, Patrick G., et al. "Three Methods of Opioid Detoxification in a Primary Care Setting: A Randomized Trial." *Annals of Internal Medicine* 127, no. 7 (1997): 526–30.

———. "A Randomized Trial of Buprenorphine Maintenance for Heroin Dependence in a Primary Care Clinic for Substance Users versus a Methadone Clinic."

American Journal of Medicine 105 (1998): 100–105.

O'Neil, John. "Vital Signs: A New Drug Means a New Venue." *New York Times*, October 15, 2002.

Pandian, Anand. "Interior Horizons: An Ethical Space of Selfhood in South India." *The Journal of the Royal Anthropological Institute* 16 (2010): 64–83.

Pandolfo, Stefania. *Impasse of the Angels: Scenes from a Moroccan Space of Memory.* Chicago: University of Chicago Press, 1997.

Pérez-Peña, Richard. "New Drug Promises Shift in Treatment for Heroin Addicts." *New York Times*, August 11, 2003.

Petryna, Adriana. "Ethical Variability: Drug Development and Globalizing Clinical Trials." *American Ethnologist* 32, no. 2 (2005): 183–97.

———. *When Experiments Travel: Clinical Trials and the Global Search for Human Subjects.* Princeton, NJ: Princeton University Press, 2009.

Petryna, Adriana, Andrew Lakoff, and Arthur Kleinman, eds. *Global Pharmaceuticals: Ethics, Markets, Practices.* Durham, NC: Duke University Press, 2006.

Pierron, Jean-Philippe. *Vulnérabilité: Pour une philosophie du soin.* Paris: Presses Universitaires de France, 2010.

Podolsky, Scott H., and Alfred I. Tauber. "Nietzsche's Conception of Health: The Idealization of Struggle." In *Nietzsche, Epistemology, and Philosophy of Science: Nietzsche and the Sciences II,* edited by B. Babich, 299–311. London: Kluwer, 1999.

Porter, Roy. "The Patient's View: Doing Medical History from Below." *Theory & Society* 4 (1985): 175–98.

Reckitt Benckiser Pharmaceuticals. "First New Addiction Treatment Products in 30 Years Approved for In-Office Treatment." Press release, October 9, 2002.

———. "Bush Signs Law: More Patients May Be Treated for Opioid Dependence/Addiction with Buprenorphine." *Medical News Today,* January 2, 2007.

———. "Reckitt Benckiser Pharmaceuticals Inc. Receives FDA Approval for Suboxone® (Buprenorphine and Naloxone) Sublingual Film C-III." Press release, August 31, 2010.

Reynolds, Pamela. "The Ground of All Making: State Violence, the Family, and Political Activists." In *Violence and Subjectivity,* edited by V. Das, A. Kleinman, M. Ramphele and P. Reynolds, 141–207. Berkeley: University of California Press, 1997.

Rose, Nikolas. *The Politics of Life Itself: Biomedicine, Power, and Subjectivity in the Twenty-First Century.* Princeton, NJ: Princeton University Press, 2006.

Rosenberg, Charles. "Banishing Risk: Continuity and Change in the Moral Management of Disease." In *Morality and Health: Interdisciplinary Perspectives,* edited by A. Brandt and P. Rozin, 35–52. New York: Routledge, 1997.

Scarry, Elaine. *The Body in Pain: The Making and Unmaking of the World.* New York: Oxford University Press, 1985.

Schulte, Fred, and Doug Donovan. "The 'Bupe' Fix, Promoted by the U.S. as a Treatment for Opiate Addiction, Buprenorphine Has Become One More Item for Sale in the Illegal Drug Market." *The Baltimore Sun,* December 16, 2007.

———. "Drug Earning Millions Despite 'Orphan' Label: Status Granted before Law Increased Use of 'Bupe.'" *The Baltimore Sun,* December 18, 2007.

———. "Senators Urge Action to Reduce 'Bupe' Abuse, in MD, Lawmakers Vow Probe of State's Spending for Drug." *The Baltimore Sun,* December 20, 2007.

———. "Misuse of 'Bupe' Is Found to Be on the Rise, Report Shows: U.S. Could Exert Controls if Problem Deemed Serious." *The Baltimore Sun,* February 3, 2008.

———. "Strategies to Control Bupe Abuse Outlined." *The Baltimore Sun,* February 23, 2008.

Schuster, Charles R. "Conversation with Charles R. Schuster." *Addiction* 99, no. 6 (2004): 667–76.

Scott, C. K., M. A. Foss, and M. L. Dennis. "Pathways in the Replace–Treatment–Recovery Cycle Over 3 Years." *Journal of Substance Abuse Treatment* 28 (2005): S63–S72.

Serres, Michel. *The Five Senses: The Philosophy of Mingled Bodies.* New York: Continuum Press, 2009.

Sharfstein, Joshua, and Peter Luongo. "Addiction Poses Greater Dangers." Letter to the editor, *The Baltimore Sun*, December 22, 2007.

Simondon, Gilbert. *L'individu et sa genèse physic-biologique: L'individuation à la lumière des notions de forme et d'information.* Paris: Presses Universitaires de France, 1964.

Smith, Daniel W. "Deleuze on Bacon: Three Conceptual Trajectories in *The Logic of Sensation.*" In *Francois Bacon: The Logic of Sensation*, by Gilles Deleuze, translated by Daniel W. Smith, vii-xxvii. Minneapolis: University of Minnesota Press, 2006.

Sontag, Susan. *Regarding the Pain of Others.* New York: Farrar, Straus & Giroux, 2003.

Spiller, Henry, et al. "Epidemiological Trends in Abuse and Misuse of Prescription Opioids." *Journal of Additive Diseases* 28, no. 2 (2009): 130–36.

Substance Abuse and Mental Health Service Administration. "Diversion and Abuse of Buprenorphine: A Brief Assessment of Emerging Indicators." December 2006. http://buprenorphine.samhsa.gov/Buprenorphine_FinalReport_12.6.06.pdf (accessed 2 July 2008).

———. "Buprenorphine: Patient Limits Increase." *SAMHSA News* January/February 2007.

Sullivan, L. E., and D. A. Fiellin. "Narrative Review: Buprenorphine for Opioid-Dependent Patients in Office Practice." *Annals of Internal Medicine* 148, no. 9 (2008): 662–70.

Taussig, Michael. *I Swear I Saw This: Drawings in Fieldwork Notebooks, Namely My Own.* Chicago: University of Chicago Press, 2011.

Tetrault, J. M., and D. A. Fiellin. "Current and Potential Pharmacological Treatment Options for Maintenance Therapy in Opioid-Dependent Individuals." *Drugs* 72, no. 2 (2012): 217–28.

Turner, Barbara J., et al. "Barriers and Facilitators to Primary Care or Human Immunodeficiency Virus Clinics Providing Methadone or Buprenorphine for the Management of Opioid Dependence." *Archives of Internal Medicine* 165 (2005): 1769–76.

United States Department of Justice, Drug Enforcement Administration, Office of Diversion Control. "Schedule of Controlled Substances: Proposed Rule: Rescheduling Buprenorphine from Schedule V to Schedule III." Press release, March 21, 2002.

United States House of Representatives. *Drug Addiction Treatment Act of 1999: Report Together with Additional Views (to accompany H.R. 2634; including cost estimate of the Congressional Budget Office).* Washington, D.C.: Government Printing Office, 1999.

Volkow, N. D. "What Do We Know About Drug Addiction?" *American Journal of Psychiatry* 162 (2005): 1401–02.

Wallace, John M., Jr., and Jerald G. Bachman. "Explaining Racial/Ethnic Differences in Adolescent Drug Use: The Impact of Background and Lifestyle." *Social Problems* 38, no. 3 (1991): 333–57.

Walsh, Sharon L., and Thomas Eissenberg. "The Clinical Pharmacology of Buprenorphine: Extrapolating from the Laboratory to the Clinic." *Drug and Alcohol Dependence* 70 (2003): S13–S27.

Welsh, Christopher. "Addiction Poses Greater Dangers." Letter to the editor, *The Baltimore Sun*, December 22, 2007.

Weisz, George. *Divide and Conquer: A Comparative History of Medical Specialization*. New York: Oxford University Press, 2006.

Wish, E. D., et al. "The Emerging Buprenorphine Epidemic in the United States." *Journal of Addictive Diseases* 31, no. 1 (2012): 3–7.

Woody, George E., Sabrina A. Poole, Geetha Subramaniam, et al. "Extended vs. Short-term Buprenorphine-Naloxone for Treatment of Opioid-Addicted Youth: A Randomized Trial." *Journal of the American Medical Association* 300, no. 17 (2008): 2003–11.

Woolf, Virginia. *On Being Ill* New York: Paris Press, 2002. First edition: London: Hogarth Press, 1930.

Worms, Frédéric. *Le moment du soin*. Paris: Presses Universitaires de France, 2010.

Worms, Frédéric, Céline Lefève, Lazare Benaroyo, and Jean-Christophe Mino, eds. *La philosophie du soin*. Paris: Presses Universitaires de France, 2010.

Wren, Christopher S. "In Battle against Heroin, Scientists Enlist Heroin." *New York Times*, June 8, 1999.

Young, Allan. *The Harmony of Illusions: Inventing Post-Traumatic Stress Disorder*. Princeton, NJ: Princeton University Press, 1997.

Zanni, G. R. "Review: Patient Diaries, Charting the Course." *Consultant Pharmacist* 22 (2007): 472–76, 479–82.

"薄荷实验"是华东师范大学出版社旗下的
社科学术出版品牌,主张"像土著一样思考"
(Think as the Natives),
以期更好地理解自我、他人与世界。
该品牌聚焦于社会学、人类学方向,
探索这个时代面临的重要议题。
相信一个好的故事可以更加深刻地改变现实,
为此,我们无限唤醒民族志的魔力。

MINTLAB BOOKS

薄荷实验 · 中文原创

《生熟有道：普洱茶的山林、市井和江湖》
张静红 著

《过渡劳动：平台经济下的外卖骑手》
孙萍 著

《薄暮时分：在养老院做田野》（暂名）
吴心越 著